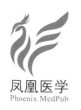

凤凰医学
Phoenix MedPub

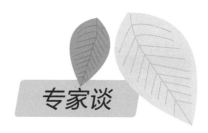

专家谈

肝胆肿瘤诊疗那些事

主 编　沈　洁　刘宝瑞

编 者（按姓氏音序排列）

卞丽娟	卞晓洁	陈　骏	陈衣强	戴知言
郭静仪	何　健	金运成	李晶晶	李　琳
刘晨曦	刘思远	刘子瑶	吕　佳	毛　谅
祁　亮	任奕帆	时　湛	苏佳沌	唐　敏
王　轶	谢正尧	徐　晨	周明贞	周　群
周　霞	朱思卉			

U0260534

江苏凤凰科学技术出版社 · 南京

图书在版编目（CIP）数据

专家谈肝胆肿瘤诊疗那些事 / 沈洁, 刘宝瑞主编. —南京: 江苏凤凰科学技术出版社, 2023.10
ISBN 978-7-5713-3751-3

Ⅰ.①专… Ⅱ.①沈… ②刘… Ⅲ.①肝脏肿瘤—诊疗②胆肿瘤—诊疗 Ⅳ.①R735

中国国家版本馆 CIP 数据核字 (2023) 第 166659 号

专家谈肝胆肿瘤诊疗那些事

主　　编	沈　洁　刘宝瑞	
策　　划	傅永红	
责 任 编 辑	易莉炜　刘玉锋	
责 任 校 对	仲　敏	
责 任 监 制	刘文洋	

出 版 发 行	江苏凤凰科学技术出版社	
出版社地址	南京市湖南路 1 号 A 楼，邮编：210009	
出版社网址	http://www.pspress.cn	
印　　刷	徐州绪权印刷有限公司	

开　　本	720 mm × 1000 mm　1/16	
印　　张	8.5	
字　　数	150 000	
版　　次	2023 年 10 月第 1 版	
印　　次	2023 年 10 月第 1 次印刷	

标 准 书 号	ISBN 978-7-5713-3751-3	
定　　价	59.80 元	

图书如有印装质量问题，可随时向我社印务部调换。

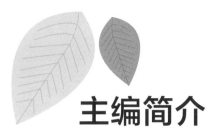

主编简介

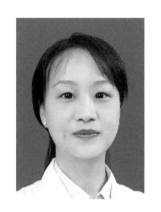

沈　洁

主任医师，医学博士，硕士生导师

南京大学医学院附属鼓楼医院肿瘤免疫治疗中心副主任、
　精准医学中心副主任

南京大学健康管理研究所副所长

中国研究型医院学会放射肿瘤学专业委员会肝癌放射治疗
　学组委员

江苏省抗癌协会肿瘤精准治疗专业委员会常务委员

江苏省医师协会肝癌专业委员会委员

江苏省医学会肿瘤化疗与生物治疗分会肝胆胰学组委员

江苏省医学会肝病学分会肝硬化肝癌学组委员

江苏省研究型医院学会肝胆专业委员会委员

江苏省"科教强卫工程"青年医学人才

主要研究方向：肝胆肿瘤的个体化药物治疗，个体化靶向
　免疫治疗，精准放射治疗

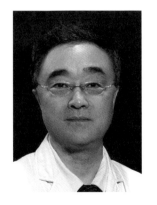

刘宝瑞

主任医师，教授，博士生导师

南京大学医学院附属鼓楼医院肿瘤中心主任、肿瘤免疫治
　疗中心主任

南京大学临床肿瘤研究所所长

中国抗癌协会整合肿瘤学分会主任委员

中国临床肿瘤学会胃癌专家委员会副主任委员

江苏省医学会肿瘤化疗与生物治疗分会前任主任委员

江苏省抗癌协会整合肿瘤学专业委员会主任委员

中国医师奖获得者、江苏省突出贡献专家

主要研究方向：疑难肿瘤的个体化药物治疗，个体化靶向
　免疫治疗新技术

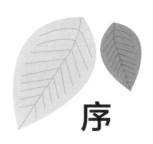

序

时至今日，恶性肿瘤仍是人类最为恐惧的敌人之一。据世界卫生组织国际癌症研究机构（IARC）发布的全球最新癌症负担报告显示，2020年全球新发癌症病例1929万例，其中中国新发癌症病例457万例，平均每分钟有8人被确诊为癌症。然而，随着医学技术进步和创新研发成果不断涌现，目前肿瘤治疗已经从"谈癌色变"到"与癌共存"。许多新的治疗方法、技术和理念，可以帮助肿瘤患者获得更长的生存期、更好的生活质量。

肿瘤患者就诊和治疗时通常会有很多疑问，本书作者就肝胆肿瘤患者最关心的问题，从临床实际需求出发，以通俗易懂的语言，就肝胆恶性肿瘤多方面的问题进行答疑解惑。本书汇集了肿瘤科、外科、消化科、放疗科、影像科、病理科、核医学科、营养科、精准医学科等医生的智慧和力量，从肝胆肿瘤的发病特点、病理特征、诊断手段、治疗方案、饮食营养、最新技术、典型病例等各个方面全面讲述了患者关心的问题。

本书两位主编来自南京大学医学院附属鼓楼医院肿瘤中心，该中心是首批国家临床重点专科建设单位、国家癌症区域医疗中心建设单位、江苏省肿瘤新技术医学中心、江苏省消化道肿瘤临床医学中心、国家高端医疗设备应用示范单位、国家首批药品临床试验基地。该中心开展生物标志物指导下个体化药物治疗、新抗原筛选与个体化细胞免疫治疗、螺旋断层（TOMO）精准放疗技术等 30 余项特色技术，拥有多项自主知识产权技术创新，在肿瘤个体化治疗尤其是免疫治疗新技术方面处于国内领先地位。特别在肝胆肿瘤治疗领域，该中心集靶向治疗、免疫治疗、精准放疗、微创治疗、疫苗治疗、细胞治疗等多手段于一体，以多学科协作模式，给患者提供优质的服务和科学合理的治疗方案。

　　本书的出版，既可以帮助患者和家属了解肝胆肿瘤诊疗方方面面的信息，也可供医学生及医务人员作为临床患者教育的参考。因此，我强烈推荐这本科普读物，并希望本书能够给读者提供更多的帮助。让我们共同努力，一起战胜病魔！

（丁义涛）

南京大学医学院附属鼓楼医院名誉院长

南京大学肝胆研究所原所长

国家重点学科、临床重点专科（普外科、肝胆外科）学科带头人

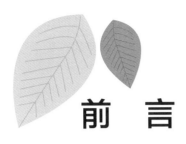

前　言

　　原发性肝癌是我国最常见的恶性肿瘤之一，常见类型包括肝细胞癌、肝内胆管癌及混合型肝癌。肝胆恶性肿瘤恶性度高，治疗相对棘手，很多患者一听是肝癌、胆管癌，就谈癌色变，甚至放弃治疗。其实，随着现代科学与医学研究的进步，越来越多的新药被研发出来，越来越多的新型治疗技术可供选择，我们相信科学规范的治疗一定能让更多患者获益。

　　在临床工作中，肿瘤科医生常会面对来自患者及家属的各种疑问，例如，如何预防肝胆肿瘤？肿瘤指标升高就一定是恶性肿瘤吗？选择手术还是选择介入治疗？什么是介入治疗？放疗、化疗有哪些不良反应？免疫治疗安全吗？手术后怎么加快康复？这些问题具有很多共性，反映了患者对肝胆肿瘤诊治认识的不足。因此，我们决定编写一本肝胆肿瘤的科普书，系统地讲述相关知识，回答患者和家属的各种问题，让读者科学地认识并了解肝胆肿瘤的诊治，增加信心，科学地面对疾病的预防、诊断及治疗全流程。

　　我们把患者及家属常见的、关心的、困惑的问题系统性地归类和总结，结合一线肝胆治疗领域的实践经验和理论，把全书分为基础知识、检查与检验、治疗、营养管理、新技术与临床试验五大部分，对相关问题一一分析，给读者清晰明确的答案。

本书结构明了，语言浅显，内容丰富，我们衷心希望本书的出版可以帮助读者对肝胆肿瘤建立正确全面的认识、做出科学合理的预防、进行规范准确的诊治、实现良好优质的生活质量。

（刘宝瑞）　　　　（沈　洁）

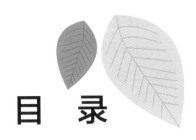

目　录

第三部分　治　疗

介入治疗

黄疸与减黄治疗

肿瘤科专科治疗

化学治疗

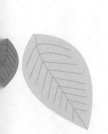

第四部分　营养管理

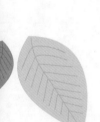

第五部分　新技术与临床试验

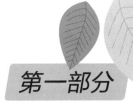

第一部分

基础知识

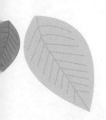

1. 什么是肝肿瘤?

肝肿瘤是指发生在肝的肿瘤病变的统称,可分为良性肿瘤和恶性肿瘤。肝恶性肿瘤包括原发性肝癌,继发性肝癌,肝其他恶性肿瘤(主要包括肝母细胞瘤、肝肉瘤)等;肝良性肿瘤包括肝血管瘤、肝腺瘤、肝非寄生虫性囊肿、肝局灶结节性增生等。肿瘤首发部位在肝称为原发性肝肿瘤,由其他部位转移至肝的肿瘤称为继发性肝肿瘤。

原发性肝癌是我国第 4 位常见的恶性肿瘤和第 2 位肿瘤致死病因。乙肝、丙肝、酗酒、非酒精性脂肪性肝炎、食用黄曲霉毒素污染的食物、肝硬化等是引起原发性肝癌的危险因素。

肝肿瘤不是传染性疾病,无论良性还是恶性都不会传染,但引起原发性肝癌的乙肝和丙肝具有传染性。目前肝恶性肿瘤的治疗手段有手术治疗、介入治疗、消融治疗、放射治疗、化学治疗、靶向治疗和免疫治疗等,具体病情的治疗需要专科医生指导,甚至需要多学科会诊来制订科学合理的治疗方案。

2. 什么是胆道肿瘤?

胆道肿瘤是指原发于胆道系统的肿瘤,约占所有消化系统恶性肿瘤的 3%。胆道肿瘤可分为肝内胆管癌、肝外胆管癌和胆囊癌,其中肝外胆管癌又可分为肝门部胆管癌和远端胆管癌。胆囊癌是最常见的胆道肿瘤,约占胆道肿瘤的 2/3,多见于 50~70 岁老年女性。胆道炎症、胆道结石、腺瘤及息肉、胆道发育畸形、致癌物质和遗传等因素是引起胆道肿瘤的病因。胆道肿瘤术后复发率高,5 年生存期相对较短,需要积极科学诊治。

3. 肝的位置在哪里？

肝位于人体上腹部，大部分位于右季肋区和腹上区，少部分位于左季肋区（图 1-1）。肝向上与膈相连，因此呼吸时会随膈的上下运动而移动。正常成人肝大部分被肋覆盖不可触及，右侧第 9 肋与左侧第 8 肋前端的连线（剑突下 2~3 cm）为肝下缘的临床触诊部位，也是体表唯一可触及肝的部位。成人肝若可在肋下触及，应考虑肝病理性增大。儿童因发育不完全，腹腔容积较小，肝相对较大，可在右侧肋弓下 1.5~2 cm 触及肝前缘。随着儿童骨骼的生长发育，肝相对体积逐渐缩小，7 岁后肝便不再可于肋下触及。

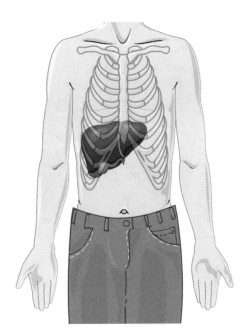

图 1-1 肝的位置

3

4. 肝的结构是什么样的?

　　肝呈不规则的楔形,上面膨隆,通过结缔组织与膈相连,称为膈面;下面凹凸不平,与其他腹腔脏器相邻,称为脏面。肝膈面由镰状韧带将肝分为肝左叶、肝右叶,左叶小而薄,右叶大而厚(图1-2)。不同于大部分器官,肝拥有门静脉和肝动脉两套供血系统,门静脉是肝血供的主要来源,同时是消化道吸收的营养物质进入肝的主要通路,而肝动脉虽然仅提供肝 25% 的血液供应,但是肝细胞 O_2 的重要来源。

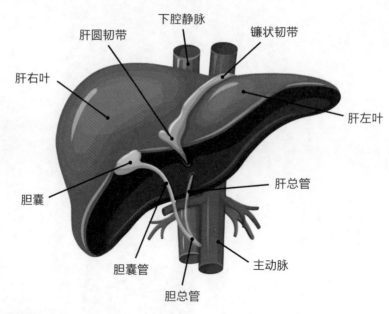

图 1-2　肝的结构

5. 什么是肝内管道系统?

肝内管道可分为两个系统:

- Glisson 系统,由肝门静脉、肝动脉和肝管,以及三者外部包绕的纤维囊构成(图 1-3)。
- 肝静脉系统,由肝左静脉、肝中间静脉、肝右静脉、肝右后静脉、尾状叶静脉组成。肝静脉系统管壁较薄且无静脉瓣,破裂后出血量大,且有可能造成空气栓塞。

Couinaud 肝段划分法根据 Glisson 系统在肝内的分布及肝静脉系统的肝内走行,将肝分为 5 个叶和 8 个段。这对于临床工作中肝疾病的精准定位,以及手术范围的确定等方面具有重要意义。

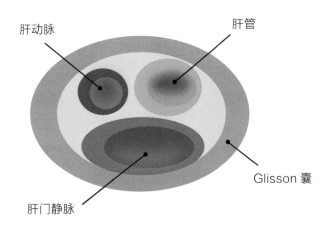

肝动脉
肝管
Glisson 囊
肝门静脉

图 1-3 Glisson 系统的组成

6. 什么是肝外胆道系统?

　　肝外胆道系统包括肝左管、肝右管、肝总管、胆总管、胆囊管和胆囊(图1-4)。胆囊呈梨形,位于肝脏面的胆囊窝内,凭疏松结缔组织与肝相连,正常人胆囊容积为40~60 mL。肝左管、肝右管一部分位于肝内,一部分从肝门出肝称为肝外胆道系统,出肝后的肝左管、肝右管汇聚成为肝总管,向下移行至十二指肠韧带内与胆囊管结合成为胆总管,向下移行至十二指肠降部与胰管汇合,共同开口于十二指肠并在此处形成一处膨大的管状结构称为十二指肠壶腹。

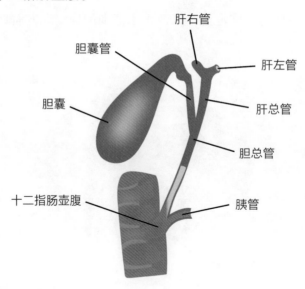

图 1-4 胆道系统结构

6

7. 肝有哪些功能?

参与物质代谢　肝是人体代谢最为旺盛的器官，是糖类、脂肪、蛋白质三大营养物质的重要代谢部位。消化道吸收的营养物质经门静脉进入肝，在肝内发生一系列复杂的生化反应。单糖经肝转化为肝糖原储存在肝内，当人体血糖下降或需求量升高时分解进入血液以维持人体血糖稳定。肝是血浆蛋白合成的主要场所，由消化道吸收的氨基酸在肝合成蛋白质后进入血液循环以发挥相应功能，而氨基酸代谢产生的氨则在肝内合成尿素经肾排泄。肝在脂肪的储存、合成、运输，以及维持人体血脂相对稳定中也发挥着重要的作用，是脂肪代谢的枢纽。同时，肝也是维生素、激素等物质的重要代谢场所，肝功能异常可能引发代谢物质堆积进而导致疾病。

分泌胆汁　胆汁其实并非由胆道系统分泌，肝才是胆汁分泌的主要场所，正常人肝细胞每天可分泌 600~1000 mL 胆汁，经胆管输送至胆囊中储存。由肝直接分泌的胆汁呈金黄色，弱碱性，称为肝胆汁，随着胆汁在胆囊中逐渐浓缩，胆汁颜色会逐渐加深，最终呈深棕色，弱酸性。胆汁是唯一不含消化酶的消化液，其主要功能成分为胆盐，胆盐可促进脂肪的乳化，进而增大脂肪与脂肪酶的接触面积，促进脂肪的消化和吸收。

解毒　肝不仅与人体营养物质的代谢息息相关，还在有毒有害物质的代谢中发挥着重要作用。血液中的有毒物质经门静脉进入肝，可由化学作用、分泌作用、蓄积作用、吞噬作用等机制降低毒力或直接排出体外。

其他功能　肝富含巨噬细胞，具有一定的免疫防御与免疫调节功能。不仅如此，肝在人体凝血功能调节、热量产生、水和电解质稳定等多个方面发挥着相应作用。在胚胎时期，肝具有一定的造血功能。同时，肝具有很强的再生功能，肝被部分切除后可以迅速再生至原大小，且再生部分并不存在明显的功能异常。

8. 胆囊有什么功能？

胆囊具有储存和浓缩胆汁的功能。在非消化期，肝分泌的胆汁流入胆囊在此储存。储存过程中胆囊黏膜可吸收胆汁中的水和无机盐，使得胆汁慢慢浓缩至胆盐浓度为原来的 4~6 倍，同时因碳酸氢根（HCO_3^-）的重吸收，胆汁逐渐由弱碱性变为弱酸性。当消化道受到食物和消化液刺激时，可通过神经刺激或分泌激素等方式促进胆囊收缩，将储存在胆囊内的胆汁排入十二指肠，进而促进脂肪的消化和吸收。

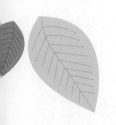

第二部分

检查与检验

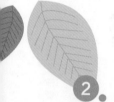

1. 肝胆疾病常用的影像学检查有哪些？

肝胆疾病常用的影像学检查包括超声，计算机断层成像（computed tomography, CT），磁共振成像（magnetic resonance imaging, MRI）等。超声可快速筛查肝胆疾病，包括脂肪肝、胆囊结石及肝胆肿瘤等，并提供病灶的位置、大小、形态等信息；此外，借助超声对病灶的实时定位优势，可进行超声引导下穿刺活检、引流及肿瘤介入治疗等。CT 与 MRI 检查对多数肝胆肿瘤可进行定性诊断，并提供病灶的位置、大小、形态、与周围血管及组织的关系、是否有转移性淋巴结等信息，对病灶的性质及评估具有重要的意义。

2. 什么是 CT 检查？什么是 MRI 检查？

CT 是指计算机断层成像，是应用 X 线束对检查部位进行一定厚度层面的扫描，通过计算机处理后构成数字化图像。CT 平扫及增强检查基本可用于全身各器官系统病变的诊断，其优点是扫描速度快，易于检出病变，特别是能够较早地发现小病变和较准确地显示病变范围。此外，CT 图像可进行多角度、多方位及三维后处理，更好地显示器官及病变，因此 CT 检查广泛应用于临床。

MRI 是指磁共振成像，其工作原理是将人体放置于强磁场内，利用强大的磁场及电磁脉冲使身体组织内的氢质子产生共振，然后接收其发出的磁共振信号，通过计算机运算形成图像。MRI 扫描耗时较 CT 长，但 MRI 没有电离辐射，不会对人体造成辐射伤害。MRI 检查具有多个成像参数及多种序列成像，对病变的检出更为敏感，可早期发现小病变，如小肝癌等。此外，MRI 检查对病变的诊断更准确，尤其是不同的序列及成像方法能进一步显示病变特征，从而提高诊断能力。近年来，研究显示特定的 MRI 序列或成像方法可用于肿瘤的分期和治疗评估，并可用于预测和早期监测肿瘤的放化疗疗效。

③. 为什么 CT 和 MRI 上腹部检查要求空腹？

当进行 CT 和 MRI 上腹部检查时，通常会要求患者空腹，即至少禁食 8 小时，禁水 4 小时。这是因为在空腹状态下，胆囊处于充盈状态，此时检查对胆道系统的显示比较清楚；而进食后胆囊内的胆汁排出，胆囊缩小，胆囊壁增厚，与慢性胆囊炎表现类似，容易导致误诊和漏诊（图 2-1）。因此，进行上腹部检查时需要患者空腹。

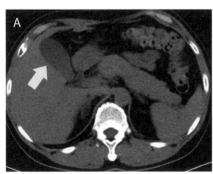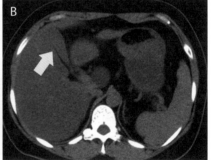

图 2-1 空腹（A）和餐后（B）胆囊的 CT 表现

注：黄色箭头所示为胆囊。空腹时，胆囊呈充盈状态；餐后，胆囊缩小，胆囊壁增厚。

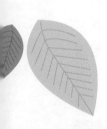

④. **MRI 检查的注意事项有哪些?**

含有铁磁性金属部件的物体不能进入磁共振室,包括轮椅、病床、氧气瓶等,若患者有需要,可使用磁共振室专用的轮椅及病床。

随身物品中含有磁性及金属的不能带入磁共振室,如银行卡、公交卡等磁卡,钥匙,首饰(项链、发夹、戒指等),眼镜,硬币,手表,手机等。随身物品可放入更衣室的柜子中。

检查前应换掉带有金属的衣物,包括金属扣、拉链、文胸、磁疗内衣裤、皮带等,磁共振室均提供干净衣物,可根据需要取用。

体内有植入物的患者需特别注意,植入物包括心脏起搏器、人工耳蜗、颅内动脉夹、血管支架、钢板钢钉等。近年来,很多心脏起搏器、人工耳蜗等电子植入物应用 MRI 兼容材料,但必须在专科医生指导下进行 MRI 检查;而体内有非 MRI 兼容的电子植入物的患者严禁进行 MRI 检查。近年来,体内置入的血管支架、内固定的钢板钢钉及动脉夹等多采用非铁磁性物质,可进行 MRI 检查,但会形成伪影,影响周围组织的显示,因此这类患者在检查前必须与临床医生沟通确认材质,以免造成损伤。

幽闭恐惧症患者不能进行 MRI 检查。

妊娠早期患者不能进行 MRI 检查,妊娠 5 个月后若有临床需要可进行孕妇或胎儿 MRI 检查。

重症、昏迷、躁动患者不宜进行 MRI 检查。

患者身上有大面积文身需要引起重视,若文身的着色材料含有可磁化物质,则在检查过程中可能会灼伤身体。

高热患者尽量避免做 MRI 检查,体温降至正常后可进行 MRI 检查。

5. 为什么有时需要同时做 CT 及 MRI 检查？

影像学上有"同病异影，同影异病"的说法，因此当仅进行 CT 或 MRI 一项检查时，病灶的影像学表现相对不典型，或与其他病灶难以鉴别，此时可用另一项检查进行补充，能够进一步对病灶进行定性诊断和鉴别诊断，如鉴别肝内胆管细胞癌与肝脓肿。另外，薄层 CT 增强检查对病灶与邻近血管、器官的关系显示得更清晰，而 MRI 检查对肝内小病灶、淋巴结转移的显示和诊断更具优势，因此两者结合对病灶的评估更加全面。关于胆囊、胰胆管病变的显示，磁共振胰胆管成像（magnetic resonance cholangiopancreatography，MRCP）能够更清晰地显示病变的范围、胰胆管与病变的关系，并可提供三维立体图像（图 2-2）。这在 CT 检查上可能难以观察，但 CT 图像可进行多方位的三维重建，使得病灶与周边组织的关系显示得更为清楚。综上所述，CT 和 MRI 检查各有其优势，并可互为补充，因此有时需要同时进行两项检查以提供精准的评估和诊断，为后续临床治疗提供重要信息。

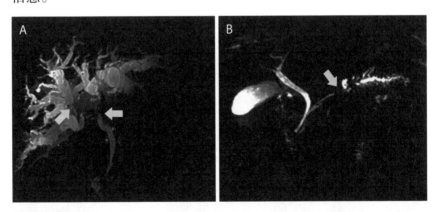

图 2-2 MRCP 显示肝门部胆管 - 双侧二级胆管汇合处中断，远端的肝内胆管软藤样扩张（A）。MRCP 显示胰管中段管腔中断，远端胰管扩张，提示此处有占位（B）

注：黄色箭头所示为中断处。

6. 什么是 PET/CT 检查？
什么时候需要进行 PET/CT 检查？

正电子发射断层成像（positron emission tomography, PET）/ 计算机断层成像（computed tomography, CT）是在 CT 影像组学已有的特征基础之上，加以 PET 特有的标准摄取值、代谢肿瘤体积、总病变糖酵解等代谢特征，能同时呈现肿瘤病变的生物学和形态学信息的一项影像技术。

PET/CT 是一种无创、全身性检查，一次检查可显示全身肿瘤病灶，已广泛应用于多种肿瘤的早期诊断、临床分期、疗效评估及预后等方面。^{18} 氟 – 氟代脱氧葡萄糖（^{18}F-fluorodeoxyglucose, ^{18}F-FDG）是目前临床上最常用的 PET 显像剂。^{18}F-FDG PET/CT 诊断原发性肝细胞癌（简称肝癌）的敏感度较低，约 50%，但对中低分化肝癌的检出率高达 75%，在肝癌转移灶中 ^{18}F-FDG 摄取也会明显升高。胆管细胞癌对 ^{18}F-FDG 具有高度亲和力。肿瘤摄取 ^{18}F-FDG 的机制主要与肿瘤细胞表面的葡萄糖转运体（glucose transporter, GLUT）相关，GLUT-1 在胆管细胞癌中的表达阳性率高达 81.3%，而在肝细胞癌中的表达仅约 4.5%，但 PET/CT 在诊断胆管细胞癌的过程中可能会出现假阳性和假阴性。炎性细胞存在与肿瘤细胞相似的糖代谢机制，炎性肉芽肿、肝脓肿、胆管腺瘤、内镜检查等都会导致 ^{18}F-FDG 摄取增高，从而产生假阳性。

PET/CT 可以一次性对全身病灶进行检查，并且对癌症转移灶具有较高的敏感度，基于此特性，PET/CT 在手术前、放疗前具有十分重要的意义，患者应在专科医生的指导下适时进行此项检查。同时，PET/CT 对于抗肿瘤治疗后的疗效评估也具有良好的效果。

7. 随访期间为什么要定期进行影像学复查？

当发现病灶但定性为良性时，通常医生会建议定期复查，这是因为很多肿瘤是良性但具有恶性潜能。若随访期间病灶有增大的趋势，则有恶变的可能性，需要尽快治疗。

当发现病灶但未达到手术指标时，可进行定期复查，此时利用影像学检查可观察病灶是否有体积、强化方式等变化。若病灶进展，则需尽快进行相应的治疗，如不典型增生结节进展为小肝癌等。

若已进行过根治性手术治疗，定期的影像学检查可直接观察后续是否有病灶的复发、转移，以及其他变化如腹膜炎、肠粘连导致的肠梗阻等。

患者进行放化疗及治疗后的随访时，影像学检查可精确评估治疗期间的疗效，包括靶病灶的变化如进展、缓解或稳定等；同时影像学检查也可及时发现治疗过程中肝的变化如脂肪肝、肝损伤等，为临床调整治疗方案提供信息。治疗结束后，定期进行影像学复查也是必要的，能够及时发现病灶的复发、转移，并尽早进行治疗。

病理学检查

1. 切下来的肝／胆组织送到哪里去了？

手术切下来的标本，会送到病理科做病理诊断，标本经过固定、取材、脱水、制片及染色等过程，制成可以在显微镜下观察的病理切片，由病理科医生出具病理诊断报告。

这里涉及几个名词：

HE 切片　是一种玻璃片，玻璃片上的组织经苏木精 – 伊红染色（hematoxylin-eosin staining，HE 染色），肉眼下呈现为红紫色（图 2-3），可供病理科医生在显微镜下观察诊断。

免疫组化切片　是一种玻璃片，玻璃片上的组织经免疫组织化学（简称免疫组化）方法染色，肉眼下呈现为灰蓝 – 灰黄色，可供病理科医生在显微镜下观察诊断。

石蜡块　石蜡包埋的标本块。

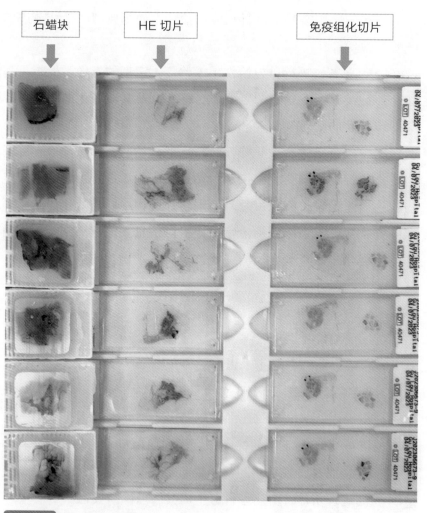

图 2-3　石蜡块和切片

2. 手术后几天能出病理报告？

肝/胆肿瘤标本除了经过固定、取材、脱水、制片及染色等过程，还需要通过特殊染色、免疫组化或分子病理等手段进一步明确诊断，这个过程需要 5~7 个工作日。

3. 外院手术的患者需要带什么来病理会诊？

在外院手术的患者如果需要到上级医院进一步确诊，就需要进行病理会诊。这涉及以下几个步骤（图 2-4）：

- 交押金，借切片：把原医院的病理切片（包括 HE 切片和免疫组化切片）都借出来，交押金给原医院。病理切片是玻璃片，存放时，对温度、湿度没有要求，常温放置，不要摔碎就行。
- 病理会诊：带上原医院的病理切片和病理纸质报告（复印件也可以），到上级医院病理科进行会诊。如果有影像学资料，也最好一起带上。不需要患者本人亲自来，可以代办，代办人最好是充分了解病情的亲属。
- 到上级医院病理科进行会诊，会诊等待时间因病例难易程度不同而异。
- 还切片，取回押金：会诊结束后，将借出来的切片还回原医院，取回押金。
- 白片：有些情况下，会诊医院需要加做特殊染色、免疫组化或分子病理等检查，需要患者从原医院借白片来进一步染色。所谓白片是指从蜡块上切下来且未染色的切片，不同于 HE 切片和免疫组化切片，白片肉眼呈现为白色。切取白片需要收取一定费用，白片不需要还回原医院。

17

到原医院交押金，借切片

到上级医院会诊

到原医院还切片，取回押金

图 2-4 病理会诊流程

4. 病理报告怎么看？

患者最需要了解的病理信息有两点：一是病理诊断，二是病理分期（图 2-5）。

南 京 鼓 楼 医 院
南京大学医学院附属鼓楼医院
病 理 诊 断 报 告

病理号：

姓　　名：　　　　性　别：男　　年龄：75岁　　送检医院：本院
住 院 号：　　　　病　区：9B病区　床号：27　收到日期：2023-03-30
临床诊断：肝占位性病变

肉眼所见：（肝尾状叶）肝组织一枚，大小6.8cm*4.5cm*4cm，切面灰白灰黄色，断端范围6.8cm*3cm，距断端0.3cm，距被膜0.1cm处见一肿块，大小4.5cm*4cm*3.3cm，切面灰黄色，实性，质中。
（肝S5肿瘤）部分肝组织，大小3.8cm*3cm*2.5cm，断端范围2.5cm*1.5cm，距断端0.1cm，距被膜0.3cm处见一肿块，大小2cm*2cm*1.6cm，切面灰黄色，实性，质中。
（肝S6肿瘤）部分肝组织，大小4.8cm*3.6cm*3cm，断端范围2.8cm*2.8cm，距断端0.2cm，距被膜0.1cm处见一肿块，大小4cm*2.5cm*2cm，切面灰黄红色，实性，质中。
（胆囊）胆囊一枚，大小8.5cm*4cm*3cm，囊壁厚0.2cm-0.3cm，囊内壁绒状，囊内含墨绿色胆汁，未见结石及息肉。
（肝S8肿瘤）部分肝组织，大小3.8cm*2.5cm*1.6cm，断端范围2.3cm*1.5cm，距断端0.5cm，距被膜0.1cm处见一肿块，大小1.4cm*1cm*1cm，切面灰黄色，实性，质中。
（肝左外叶肿瘤）部分肝组织，大小1.5cm*1.3cm*0.6cm，断端范围1.5cm*1.3cm，距断端0.1cm，距被膜最近0.1cm处见一结节，大小0.6cm*0.5cm*0.5cm，切面灰黄色，实性，质中。

镜下所见：送检肝组织内见异型细胞浸润。

病理诊断：（肝尾状叶+S5肿瘤+S6肿瘤+S8肿瘤+左外叶切除标本）：
01.标本名称：肝尾状叶、肝S5、肝S6、肝脏S8、肝左外叶切除标本。
02.肿瘤病理诊断：肝细胞癌，ICD-O编码（8170-3）。

南 京 鼓 楼 医 院
南京大学医学院附属鼓楼医院
病 理 诊 断 报 告

病理号：

姓　　名：　　　　性　别：男　　年龄：75岁　　送检医院：本院
住 院 号：　　　　病　区：9B病区　床号：27　收到日期：2023-03-30
临床诊断：肝占位性病变

03.肿瘤数量：4个。
04.肿瘤大小：4.5cm*4cm*3.3cm（尾状叶）、2cm*2cm*1.6cm（S5）、4cm*2.5cm*2cm（S6）、1.4cm*1cm*1cm(S8)。
05.卫星灶：无。
06.卫星灶最大径：无。
07.组织学分型：梁型。
08.细胞学分型：肝细胞型，富脂型（S5）、泡沫样型（S8）。
09.EDMONDSON分级：III级。
10.肉眼可见癌栓：未见。
11.微血管癌栓：MVI 1级（无悬浮癌细胞）。
12.肝被膜和周围脏器是否侵犯：累及但未穿透肝被膜。
13.神经是否侵犯：未见癌组织侵犯神经。
14.切缘情况：各投标本肝脏断端切缘未见癌组织残留，距肿瘤最近处约0.2cm。
15.周围肝脏情况：肝内少量血吸虫虫卵沉积伴纤维组织增生。肝左外叶局部见孤立性坏死结节，最大约0.6cm。
16.周围肝组织脂肪变性、炎症和慢性化分级分期：F1，G1，S2。
17.淋巴结、胆囊和其它：（胆囊）示慢性胆囊炎。
18.AJCC第8版肝细胞癌病理分期：II期（T2, Nx, cM0）。

免疫组化：肝尾状叶肿瘤癌细胞表达GPC3（+++），CK19（+），Ki67（约20%+），AFP（++），VEGFR2（++），PD-1（淋巴细胞20个/HPF），Hept1（+++），Arg1（+++），C-Met（-）。

图 2-5 病理诊断报告
注：红色方框为病理诊断和病理分期。

5. 病理诊断有哪些？

表 2-1 与表 2-2 分别为 2020 年世界卫生组织（WHO）定义的肝和肝内胆管肿瘤组织学分类，以及胆囊和肝外胆管肿瘤组织学分类。

表 2-1　2020 年版 WHO 肝和肝内胆管肿瘤组织学分类	
分类	名称
良性肝细胞性肿瘤	肝细胞腺瘤
恶性肝细胞性肿瘤	肝细胞癌： 　纤维板层型肝细胞癌 　硬化型肝细胞癌 　透明细胞型肝细胞癌 　脂肪肝样肝细胞癌 　巨梁块型肝细胞癌 　嫌色型肝细胞癌 　富于淋巴细胞型肝细胞癌 肝母细胞瘤
良性胆管肿瘤及前驱病变	胆管腺瘤 胆管腺纤维瘤 胆管上皮内瘤变： 　低级别胆管上皮内瘤变 　高级别胆管上皮内瘤变 胆管内乳头状肿瘤： 　低级别胆管内乳头状肿瘤 　高级别胆管内乳头状肿瘤 黏液性囊性肿瘤： 　低级别黏液性囊性肿瘤 　高级别黏液性囊性肿瘤 　伴有浸润性癌的黏液性囊性肿瘤

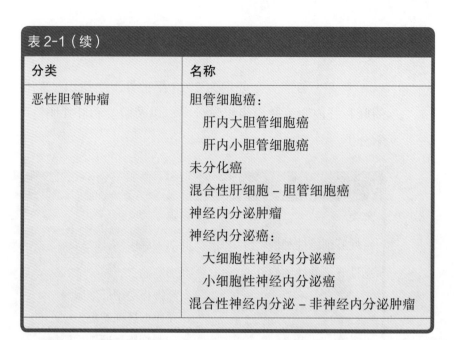

表 2-1（续）

分类	名称
恶性胆管肿瘤	胆管细胞癌： 　肝内大胆管细胞癌 　肝内小胆管细胞癌 未分化癌 混合性肝细胞 – 胆管细胞癌 神经内分泌肿瘤 神经内分泌癌： 　大细胞性神经内分泌癌 　小细胞性神经内分泌癌 混合性神经内分泌 – 非神经内分泌肿瘤

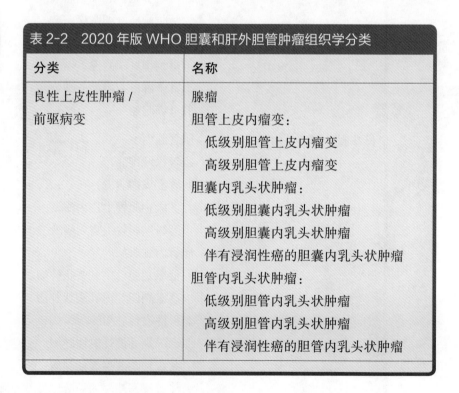

表 2-2　2020 年版 WHO 胆囊和肝外胆管肿瘤组织学分类

分类	名称
良性上皮性肿瘤 / 前驱病变	腺瘤 胆管上皮内瘤变： 　低级别胆管上皮内瘤变 　高级别胆管上皮内瘤变 胆囊内乳头状肿瘤： 　低级别胆囊内乳头状肿瘤 　高级别胆囊内乳头状肿瘤 　伴有浸润性癌的胆囊内乳头状肿瘤 胆管内乳头状肿瘤： 　低级别胆管内乳头状肿瘤 　高级别胆管内乳头状肿瘤 　伴有浸润性癌的胆管内乳头状肿瘤

分类	名称
恶性上皮性肿瘤	腺癌： 　　肠型腺癌 　　透明细胞腺癌 　　黏液性囊性肿瘤伴有浸润性癌 　　黏液腺癌 　　低黏附性癌 　　囊内乳头状肿瘤伴有浸润性癌 鳞状细胞癌 未分化癌 腺鳞癌 胆管细胞癌 神经内分泌肿瘤 神经内分泌癌： 　　大细胞性神经内分泌癌 　　小细胞性神经内分泌癌 混合性神经内分泌 – 非神经内分泌肿瘤

表 2-2（续）

⑥ 病理分期是什么意思？

　　恶性肿瘤通常分为 I 期、II 期、III 期和 IV 期。I 期是病变早期，预后最好，IV 期是病变晚期，预后最差。目前病理分期采用的是美国癌症联合委员会（AJCC）分期（第 8 版），I 期、II 期、III 期和 IV 期是指总分期，包括 TNM 分期要素。

　　以肝细胞癌为例，T 是指原发肿瘤（primary tumor, T），T0~T4 依据肿瘤大小、数目和波及范围来划分。N 是指区域淋巴结（regional lymph node, N），无区域淋巴结转移是 N0，有区域淋巴结转移是 N1。M 是指远处转移（distant metastasis, M），无远处转移是 M0，有远处转移是 M1。

　　肝细胞癌 TNM 分期见表 2-3，AJCC 分期（第 8 版）见表 2-4，适用于肝细胞癌，不包括肝内胆管细胞癌、混合性肝细胞 – 胆管细胞癌和肉瘤。

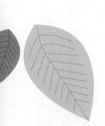

表 2-3　肝细胞癌 TNM 分期

分期符号			临床意义
T	Tx		原发肿瘤无法评估
	T0		无原发肿瘤的证据
	T1	T1a	孤立的肿瘤，最大径 ≤ 2 cm
		T1b	孤立的肿瘤，最大径 >2 cm，且无血管侵犯
	T2		孤立的肿瘤，最大径 >2 cm，且有血管侵犯；或者多发的肿瘤，无一最大径 >5 cm
	T3		多发肿瘤，至少有一个最大径 >5 cm
	T4		任意大小的单发或多发肿瘤，累及门静脉的主要分支或肝静脉；肿瘤直接侵及除胆囊外的邻近器官，或穿透腹膜
N	Nx		区域淋巴结不能评价
	N0		无区域淋巴结转移
	N1		有区域淋巴结转移
M	M0		无远处转移
	M1		有远处转移

表 2-4 肝细胞癌 AJCC 分期（第 8 版）

分期	肿瘤分期情况		
	T	N	M
ⅠA	T1a	N0	M0
ⅠB	T1b	N0	M0
Ⅱ	T2	N0	M0
ⅢA	T3	N0	M0
ⅢB	T4	N0	M0
ⅣA	任何 T	N1	M0
ⅣB	任何 T	任何 N	M1

　　远端胆管癌 TNM 分期见表 2-5，AJCC 分期（第 8 版）见表 2-6，适用于远端胆管癌、胆管腺癌、胆管上皮内瘤变、大细胞性神经内分泌癌、小细胞性神经内分泌癌和乳头状癌。

表 2-5 远端胆管癌 TNM 分期

分期符号		临床意义
T	Tx	原发肿瘤无法评估
	Tis	原位癌
	T1	肿瘤浸润胆管壁，深度 <5 mm
	T2	肿瘤浸润胆管壁，深度为 5~12 mm
	T3	肿瘤浸润胆管壁，深度 >12 mm
	T4	肿瘤侵及腹腔静脉、肠系膜上动脉和（或）肝动脉

表 2-5（续）

分期符号		临床意义
N	Nx	区域淋巴结不能评价
	N0	无区域淋巴结转移
	N1	1~3 个区域淋巴结转移
	N2	4 个及以上区域淋巴结转移
M	M0	无远处转移
	M1	有远处转移

表 2-6　远端胆管癌 AJCC 分期（第 8 版）

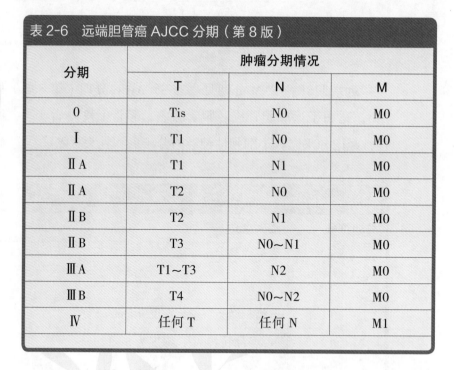

分期	肿瘤分期情况		
	T	N	M
0	Tis	N0	M0
I	T1	N0	M0
II A	T1	N1	M0
II A	T2	N0	M0
II B	T2	N1	M0
II B	T3	N0~N1	M0
III A	T1~T3	N2	M0
III B	T4	N0~N2	M0
IV	任何 T	任何 N	M1

　　肝内胆管细胞癌 TNM 分期见表 2-7，AJCC 分期（第 8 版）见表 2-8，适用于肝内胆管细胞癌、混合性肝细胞 – 肝内胆管细胞癌、肝原发神经内分泌肿瘤，不包括肝细胞癌、肝门部胆管细胞癌、肉瘤和胆囊癌。

表 2-7　肝内胆管细胞癌 TNM 分期

分期符号			临床意义
T	Tx		原发肿瘤无法评估
	T0		无原发肿瘤的证据
	Tis		原位癌
	T1	T1a	孤立的肿瘤，最大径 ≤ 5 cm，且无血管侵犯
		T1b	孤立的肿瘤，最大径 >5 cm，且无血管侵犯
	T2		孤立的肿瘤，有血管侵犯；或者多发的肿瘤，有 / 无血管侵犯
	T3		肿瘤穿透脏层腹膜
	T4		肿瘤直接侵犯局部肝外结构
N	Nx		区域淋巴结不能评价
	N0		无区域淋巴结转移
	N1		有区域淋巴结转移
M	M0		无远处转移
	M1		有远处转移

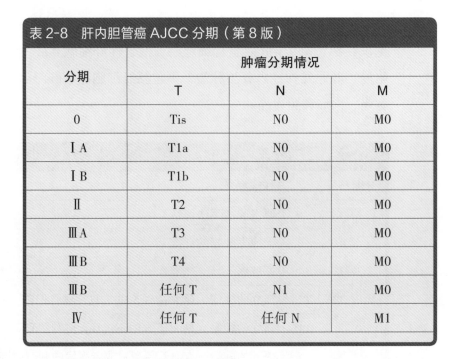

表 2-8　肝内胆管癌 AJCC 分期（第 8 版）

分期	肿瘤分期情况		
	T	N	M
0	Tis	N0	M0
ⅠA	T1a	N0	M0
ⅠB	T1b	N0	M0
Ⅱ	T2	N0	M0
ⅢA	T3	N0	M0
ⅢB	T4	N0	M0
ⅢB	任何 T	N1	M0
Ⅳ	任何 T	任何 N	M1

　　肝门部胆管癌 TNM 分期见**表 2-9**，AJCC 分期（第 8 版）见**表 2-10**，适用于发生于近端胆总管、右叶胆管和（或）左叶胆管的胆管癌。

表 2-9　肝门部胆管癌 TNM 分期

分期符号		临床意义
T	Tx	原发肿瘤无法评估
	T0	无原发肿瘤的证据
	Tis	原位癌
	T1	肿瘤局限于胆管，可到达肌层或纤维组织
	T2　T2a	肿瘤超出胆管壁到达周围脂肪组织
	T2b	肿瘤浸润邻近的肝实质
	T3	肿瘤侵及门静脉的一侧分支或肝动脉的一侧分支

表 2-9（续）

分期符号		临床意义
	T4	肿瘤侵及门静脉，或门静脉的两侧分支，或肝总动脉，或双侧的二级胆管，或一侧的二级胆管及对侧的门静脉，或一侧的二级胆管及对侧的肝动脉
N	Nx	区域淋巴结不能评价
	N0	无区域淋巴结转移
	N1	1~3 个区域淋巴结转移，包括沿肝门、胆囊管、胆总管、肝动脉、胰十二指肠后、门静脉分布的淋巴结
	N2	4 个及以上区域（N1 中描述的）淋巴结转移
M	M0	无远处转移
	M1	有远处转移（区域淋巴结以外的淋巴结转移属于远处转移）

表 2-10　肝门部胆管癌 AJCC 分期（第 8 版）

分期	肿瘤分期情况		
	T	N	M
0	Tis	N0	M0
I	T1	N0	M0
II	T2a~T2b	N0	M0
IIIA	T3	N0	M0
IIIB	T4	N0	M0
IIIC	任何 T	N1	M0
IVA	任何 T	N2	M0
IVB	任何 T	任何 N	M1

胆囊癌 TNM 分期见表 2-11，AJCC 分期（第 8 版）见表 2-12，适用于胆囊癌，不包括肉瘤、神经内分泌肿瘤。

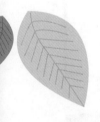

表 2-11　胆囊癌 TNM 分期			
分期符号			**临床意义**
T	Tx		原发肿瘤无法评估
	T0		无原发肿瘤的证据
	Tis		原位癌
	T1	T1a	肿瘤侵及固有层
		T1b	肿瘤侵及肌层
	T2	T2a	肿瘤侵及腹膜面的肌周结缔组织，但未穿透浆膜
		T2b	肿瘤侵及肝脏面的肌周结缔组织，但未进入肝
	T3		肿瘤穿透浆膜和（或）直接侵入肝和（或）1 个邻近器官或结构，如胃、十二指肠、结肠、胰腺、网膜、肝外胆管
	T4		肿瘤侵及门静脉或肝动脉，或 2 个及以上肝外器官或结构
N	Nx		区域淋巴结不能评价
	N0		无区域淋巴结转移
	N1		1~3 个区域淋巴结转移
	N2		4 个及以上区域淋巴结转移
M	M0		无远处转移
	M1		有远处转移

表 2-12　胆囊癌 AJCC 分期（第 8 版）

分期	肿瘤分期情况		
	T	N	M
0	Tis	N0	M0
I	T1	N0	M0
ⅡA	T2a	N0	M0
ⅡB	T2b	N0	M0
ⅢA	T3	N0	M0
ⅢB	T1~T3	N1	M0
ⅣA	T4	N0~N1	M0
ⅣB	任何 T	N2	M0
ⅣB	任何 T	任何 N	M1

检 验

1. 什么是检验？

　　医学中的检验主要就是人们平常说的"抽血化验"，即通过对机体外周血成分及理化性质的检测，判断患者的健康状况。在肿瘤的诊断和治疗过程中，血常规、血生化及血液肿瘤标志物等检查具有十分重要的作用。

2. 血常规有什么用？

　　血常规是一项通过分析外周血中白细胞、红细胞、血小板等血细胞的数量和形态，对患者的健康状况进行评估的检验技术，

29

也是临床工作中最普遍、应用最广泛的检验技术之一。无论是肿瘤组织异常的信号分泌，还是肿瘤的直接浸润和压迫，抑或是抗肿瘤药物产生的不良反应均可以导致患者血常规异常。例如，肿瘤慢性失血患者可能出现血红蛋白降低，肿瘤高凝状态患者可能出现血小板升高，肿瘤浸润及抗肿瘤药物导致的骨髓抑制可以使患者出现三系血细胞不同程度的降低（表2-13）。粒细胞降低患者会有更高的感染风险，血红蛋白降低患者会出现乏力、头晕及各个系统的功能异常，血小板异常患者会有更高的风险发生出血或血栓形成。

表2-13　骨髓抑制分级标准

分级指标	0级	1级	2级	3级	4级
白细胞（$\times 10^9$/L）	≥4.0	3.0~3.9	2.0~2.9	1.0~1.9	<1.0
粒细胞（$\times 10^9$/L）	≥2.0	1.5~1.9	1.0~1.4	0.5~0.9	<0.5
血小板（$\times 10^9$/L）	≥100	75~99	50~74	25~49	<25
血红蛋白/（$g \cdot L^{-1}$）	≥110	95~109	80~94	65~79	<65

③. **血生化有什么用？**

　　血生化的分析对象主要是外周血中血细胞以外的各种蛋白质、脂类、糖类、离子、代谢产物等物质。肝功能异常在肝胆肿瘤及抗肿瘤治疗过程中十分常见，在血生化中最直观的表现就是丙氨酸氨基转移酶和天门冬氨酸氨基转移酶的升高。肝胆恶性肿瘤患者极易发生黄疸，分析血生化中总胆红素的数值、直接胆红素与总胆红素的比值对黄疸的诊断及黄疸原因的分析具有重要意义。同时，血生化可以检测患者血糖、血脂、蛋白质及电解质水平。糖尿病、高血脂等慢性代谢性疾病的良好管控，以及电解质紊乱的及时纠正是肿瘤患者治疗过程中不可或缺的重要环节。

4. **什么是肿瘤标志物？**

　　血清肿瘤标志物检验是通过检测外周血中由肿瘤组织产生或与肿瘤生长紧密相关的物质，进而判断肿瘤生长、进展及治疗效果的一项检验技术。针对肝胆肿瘤，以下几类肿瘤标志物具有重要意义（表 2-14）。

表 2-14　常见的肿瘤标志物及意义		
肿瘤标志物	正常范围	常见的瘤种
甲胎蛋白（AFP）/（ng·mL^{-1}）	0~10.0	肝细胞癌
癌胚抗原（CEA）/（ng·mL^{-1}）	0~10.0	多种肿瘤
糖类抗原 199（CA199）/（U·mL^{-1}）	0~27.0	胰腺癌、胆管癌、胆囊癌
糖类抗原 125（CA125）/（U·mL^{-1}）	0~30.2	卵巢癌
糖类抗原 242（CA242）/（U·mL^{-1}）	0~10.0	胃癌、结直肠癌
糖类抗原 724（CA724）/（U·mL^{-1}）	0~6.9	胃癌、结直肠癌

5. **除了血常规、血生化及肿瘤标志物，还有其他必要的检验吗？**

　　肿瘤组织可以通过分泌细胞因子、损坏血管内皮等途径干扰人体凝血功能，进而增加患者出血或血栓形成的风险，因此凝血功能检查对于肿瘤患者具有重要意义。同时，部分肿瘤具有活跃的内分泌功能，必要时需检测相应激素水平。在肿瘤的治疗过程中，药物可能对患者的甲状腺、心脏等多个脏器造成损害，因此规律地检查甲状腺功能、心脏功能可以最大程度地帮助患者在肿瘤治疗中获益，尽可能避免出现因治疗产生的严重后果。

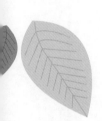

精准基因检测

1. 什么是基因检测？

　　基因在生物学上是指携带有遗传信息的 DNA 或 RNA 序列，也可以说基因是具有遗传效应的 DNA 和 RNA 片段，即遗传因子。基因检测是利用血液、其他体液、组织、细胞等生物样本，对 DNA 或 RNA 进行精准分析，以明确基因变异情况的技术。目前常用的基因检测方法包括一代测序（又称 Sanger 测序）、二代测序（NGS）、多重连接探针扩增、荧光定量聚合酶链反应（PCR）、基因芯片、荧光原位杂交等检测技术。由于胆道肿瘤具有多种驱动基因，在选择基因检测时应考虑对目标基因的覆盖度和全面性，因此使用 NGS 对多个基因进行并行检测要优于单基因检测。

　　不同的基因检测项目覆盖的目标基因不同，检测内容也有所差异。例如，涉及 FGFR2 和 NTRK 基因的基因融合检测，最好选择 RNA 测序，因为该方法可以识别已知和未知融合的转录本。如果希望判断是否能应用异柠檬酸脱氢酶 1（IDH1）抑制剂、人表皮生长因子受体 2（HER2）抑制剂或多腺苷二磷酸核糖聚合酶（PARP）抑制剂，则基因检测项目必须覆盖相关基因的目标 DNA 区域（靶区），以检测突变热点。在临床实践中，医生会根据患者的实际情况，先明确候选治疗药物，确定靶基因的检测范围，再选择适合的基因检测项目。

2. 为什么要进行基因检测？

癌症的基因特征不仅在不同类型的肿瘤之间具有差异，而且即使诊断为同一种病理类型的癌症患者，其肿瘤的基因特征也具有较大差异。由于携带不同的基因特征（包括基因突变、基因融合、基因扩增或缺失、基因表达谱等），即使患有同一类型癌症的患者，对同样的治疗也可能产生不同的反应。通过基因检测，可以分析肿瘤中 DNA 或 RNA 的分子结构信息，从而帮助医生做出决策，判断哪种治疗方法可能会让患者从中受益。

基因检测在癌症患者治疗过程中的作用主要可以概括为以下 3 点：

- 帮助医生为患者筛选出最可能从中受益的靶向及免疫治疗药物，包括未上市的药物和用于其他癌症治疗的靶向药物。
- 预测化疗药物对患者的有效性和毒副作用，帮助医生和患者选择最合适的化疗药物。
- 帮助患者在没有治疗方案可供选择时，获得可能获益的新药临床试验机会。

3. 胆道肿瘤有哪些分子特征？

胆道肿瘤为高度异质性肿瘤，根据原发解剖部位可分为胆囊癌、肝内胆管癌和肝外胆管癌，其中肝内胆管癌又可细分为远端胆管癌和肝门部胆管癌。不同解剖部位的肿瘤，其分子特征也不尽相同。随着基因组测序技术的应用和普及，科学家已经对胆道肿瘤的分子水平特征进行了详细的描绘。研究表明，不同类型的胆道肿瘤具有差异显著的基因突变图谱（表 2-15）。

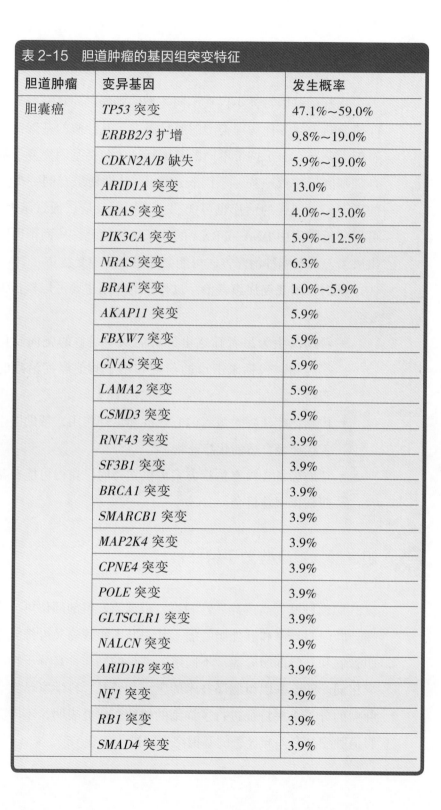

表 2-15 胆道肿瘤的基因组突变特征

胆道肿瘤	变异基因	发生概率
胆囊癌	TP53 突变	47.1%~59.0%
	ERBB2/3 扩增	9.8%~19.0%
	CDKN2A/B 缺失	5.9%~19.0%
	ARID1A 突变	13.0%
	KRAS 突变	4.0%~13.0%
	PIK3CA 突变	5.9%~12.5%
	NRAS 突变	6.3%
	BRAF 突变	1.0%~5.9%
	AKAP11 突变	5.9%
	FBXW7 突变	5.9%
	GNAS 突变	5.9%
	LAMA2 突变	5.9%
	CSMD3 突变	5.9%
	RNF43 突变	3.9%
	SF3B1 突变	3.9%
	BRCA1 突变	3.9%
	SMARCB1 突变	3.9%
	MAP2K4 突变	3.9%
	CPNE4 突变	3.9%
	POLE 突变	3.9%
	GLTSCLR1 突变	3.9%
	NALCN 突变	3.9%
	ARID1B 突变	3.9%
	NF1 突变	3.9%
	RB1 突变	3.9%
	SMAD4 突变	3.9%

表 2-15（续）		
胆道肿瘤	变异基因	发生概率
	EGFR 突变	3.9%
	FLG 突变	3.9%
	FGFR1～3 融合、突变和扩增	3.0%
	RGPD3 突变	2.0%
	IDH1/2 突变	1.5%
肝内胆管癌	*FGFR1～3* 融合、突变和扩增	11.0%～45.0%
	TP53 突变	25.0%～44.4%
	IDH1/2 突变	4.9%～36.0%
	ARID1A 突变	6.9%～36.0%
	CDKN2A/B 缺失	5.6%～25.9%
	KRAS 突变	8.6%～24.2%
	MCL1 扩增	21.0%
	SMAD4 突变	3.9%～16.7%
	MLL3 突变	14.8%
	BAP1 突变	13.0%
	PTEN 突变	0.6%～11.0%
	ARAF 突变	11.0%
	RNF43 突变	9.3%
	ROBO2 突变	9.3%
	GNAS 突变	9.3%
	PIK3CA 突变	3.0%～9.0%
	BRAF 突变	3.0%～71.0%
	ERBB3 扩增	7.0%
	MET 扩增	2.0%～7.0%
	NRAS 突变	1.5%～7.0%
	CDK6 突变	7.0%

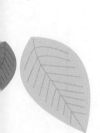

表 2-15（续）

胆道肿瘤	变异基因	发生概率
	ERBB3 突变	7.0%
	PEG3 突变	5.6%
	XIRP 突变	5.6%
	RB1 突变	5.0%
	MET 突变	4.7%
	BRCA1/2 突变	4.0%
	NF1 突变	4.0%
	TSC1 突变	4.0%
	RADIL 突变	3.7%
	NDC80 突变	3.7%
	PCDHA13 突变	3.7%
	LAMA2 突变	3.7%
	EGFR 突变	1.5%～2.0%
	CTNNB1 突变	0.6%
肝外胆管癌	*KRAS* 突变	8.3%～42.0%
	TP53 突变	40.0%
	SMAD4 突变	21.0%
	CDKN2A/B 缺失	17.0%
	ERBB2/3 扩增	11.0%～17.0%
	ARID1A 突变	12.0%
	IDH1/2 突变	0%～7.4%
	PIK3CA 突变	7.0%
	MET 突变	3.7%
	BRAF 突变	3.0%
	MET 扩增	1.0%

肝内胆管癌的主要变异基因为 *FGFR1~3* 基因融合、扩增或突变，*IDH1/2*、*TP53*、*ARID1A* 基因突变，以及 *MCL1* 基因扩增；肝外胆管癌的主要变异基因为 *TP53*、*KRAS*、*SMAD4* 基因突变，*CDKN2A/B* 基因缺失和 *ERBB2/3* 基因扩增；胆囊癌的主要变异基因为 *TP53* 基因突变、*ERBB2/3* 基因扩增、*CDKN2A/B* 基因缺失、*ARIDA1* 基因突变等。肿瘤基因组的基因变异特征与肿瘤的发生、发展、转移等分子机制密切相关，这些分子水平的生物标记物还与患者预后和治疗效果有着密切的联系。在深入理解肿瘤基因组变异特征的基础上，科学家针对某些特定的基因开发出新型的靶向治疗药物，通过抑制或激活相关靶基因或其所在的信号通路，诱导肿瘤细胞死亡或遏制其生长。

④. 胆道肿瘤的推荐检测靶点有哪些？

2022 年 V1 版《美国国立综合癌症网络（NCCN）肝胆癌指南》推荐：对晚期不可切除或转移的胆管癌患者进行 *FGFR2*、*IDH1/2*、*NTRK*、*BRAF V600E*、*HER2*、*NRAS*、*KRAS*、*BAP1*、*TP53*、*ARID1A*、*ALK*、*PIK3C2G*、*STK11*、*TGFBR2* 等基因检测，以及微卫星不稳定标志物（MSI）、错配修复缺陷相关基因群组（MMR）、肿瘤突变负荷（TMB）等标志物的评估。

2021 年版《中国临床肿瘤学会(CSCO)胆道恶性肿瘤诊疗指南》建议：推荐胆道癌患者检测 *c-MET*、*EGFR*、*HER2*、*NTRK1/2/3*、*BRAF*、*BRCA1/2*、*MLH1*、*MSH2*、*MSH6*、*PMS2* 等基因的表达；对于肝内胆管癌患者，推荐加做 *FGFR2* 和 *IDH1/2* 检测，明确患者 *FGFR2* 融合 / 重排、*IDH1/2* 突变等基因异常状态，有利于临床治疗策略的选择。

2020 年版《肝胆肿瘤分子诊断临床应用专家共识》建议：临床中可结合实际情况对胆管癌患者进行 *FGFR*、*ERBB2*、*BRAF*、

IDH、*PI3K/mTOR*、*FGF19* 等基因检测，以及同源重组修复缺陷（HRD）状态评估，有利于探索个体化靶向治疗的新方案。

因此，基因检测对胆道肿瘤的精准治疗具有重要价值。目前胆道肿瘤的特异性靶向药物均通过基因检测筛选得到，且在提高抗肿瘤疗效方面有重要价值。

⑤. 如何进行基因检测？

患者手术或活检过程中取得的组织样本，以及经过福尔马林固定和石蜡包埋的肿瘤组织都可以用于基因检测，如果没有足够的肿瘤组织，可以考虑使用外周血中的循环肿瘤 DNA 进行液体活检。组织和血液样本被运送到医院的实验室，实验室人员对生物样本进行核酸提取和检测，并出具检测报告。患者和医生可同时获得检测报告，临床医生对检测报告进行解读，并为患者制订适合的用药指导方案（图 2-6）。

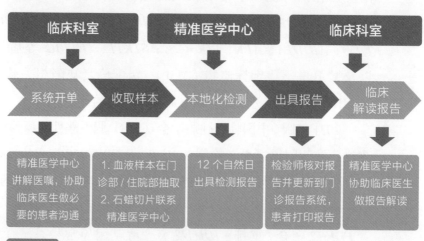

图 2-6　笔者医院内部开展基因检测的流程

第三部分

治　疗

手 术

1. 肝胆肿瘤有没有可能治愈？

肝胆肿瘤有可能通过根治性手术切除达到治愈，有些患者术后需要进行化学治疗、靶向治疗等辅助治疗来巩固手术疗效、提高治愈率。

2. 什么样的肝胆肿瘤可以手术切除？

手术切除肝胆肿瘤一般需满足 3 个条件：

- 没有远处转移。
- 术前评估有可能达到根治性切除。
- 患者的全身情况和重要器官功能可以满足手术条件。

3. 如果医生判断目前不能手术，是否就没有治愈的机会了？

部分患者经肿瘤科治疗后，肿瘤退缩、全身情况改善，从而获得手术切除甚至治愈的可能。

4. 肝胆肿瘤术前需做哪些准备？

患者准备包括戒烟、呼吸训练、步行体力锻炼、保持大便通畅、心理调整，黄疸患者可以口服合生元（益生菌＋益生元）等。医疗准备包括术前评估（肿瘤情况及全身重要器官功能），术前营养治疗，术前减黄治疗等。

5. **肝胆肿瘤手术应选择微创还是开腹？**

微创和开腹是指不同的手术入路。一般来说，微创手术适合病期比较早、手术难度不大的情况，而开腹手术适合手术步骤多、风险高的情况。其实，对于肝癌、胆管癌这类恶性程度高、手术风险大的疾病，手术方式的选择首先应考虑安全性（保证近期疗效），其次是根治性（保证远期疗效），最后才是手术入路等问题。

6. **肝癌手术需要切除什么器官？**

肝癌手术以切除部分肝为主，根据疾病和病期的不同，有时还需要切除胆囊、肝外胆管、部分淋巴结及血管。对于肝癌患者来说，手术切除多少肝，要综合肿瘤和肝的情况来评估。一般来说，当患者肝储备功能良好，最多可以切除 60%~70% 的肝。有肝硬化、脂肪肝、肝炎等背景疾病时，肝要保留多一些，这样剩余肝可以承担患者术后的正常生活。

7. **典型的肝癌手术范围包括哪些部位？**

根据肿瘤大小、数量和位置，一般肝癌手术包括肝切除，如肝三叶切除、半肝切除、肝叶切除、肝段切除和局部切除，有时还需要切除胆囊、肝外胆管、部分淋巴结及血管。

8. **胆管癌手术需要切除什么器官？**

具体手术方式是十分专业的问题，医生术前会经过评估和规划形成手术方案及预案；术中根据探查、活检等情况决定具体手术方式；其总的原则是兼顾安全性和根治性。根据疾病及病期的不同，最小的手术可能只需要切除胆囊，最大的可能需要联合大范围肝切除、肝外胆管切除、胰头及十二指肠切除、血管切除（图3-1）。因此，具体的手术方式是在规范的基础上而又个体化设计的。

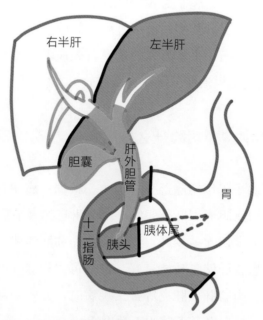

图 3-1 肝胰十二指肠切除手术示意图
注：黑色线表示手术切除范围。

9. **典型的肝门部胆管癌手术范围包括哪些部位？**

肝门部胆管癌手术一般包括部分肝（包括全尾状叶）切除，肝外胆管切除，淋巴结廓清，胆肠吻合（图3-2）。

10. **典型的远端胆管癌手术范围包括哪些部位？**

对于远端胆管癌，一般行胰十二指肠切除术，包括胆囊、胆总管、胰腺头部、远端胃、十二指肠切除，淋巴结廓清，胰肠、胆肠及胃肠吻合（图3-3）。

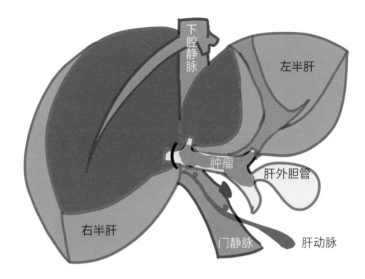

图 3-2 肝门部胆管癌手术示意图

　　注：该例切除了左半肝、肝外胆管（包含肿瘤）。

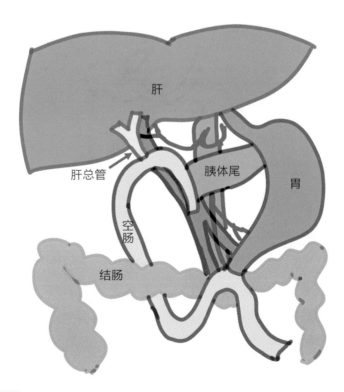

图 3-3 胰十二指肠切除手术示意图

　　注：胰十二指肠切除后，行胰肠、胆肠及胃肠吻合。

43

11. **典型的胆囊癌手术范围包括哪些部位？**

胆囊癌的手术范围根据肿瘤分期变化比较大，需根据具体情况制订。极早期胆囊癌可能仅需行胆囊切除。中期胆囊癌可能需行部分肝切除，胆囊及胆总管切除，淋巴结廓清，胆肠吻合（图 3-4）。一些侵犯胆总管下段及胰头十二指肠的胆囊癌还需联合胰十二指肠切除。

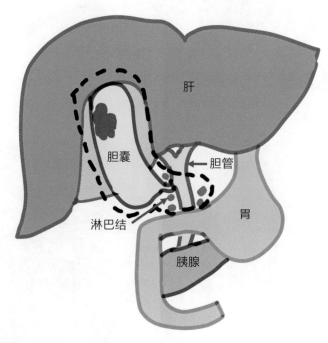

胆
肝
胆囊
胆管
胃
淋巴结
胰腺

图 3-4　胆囊癌手术示意图

注：黑色虚线表示手术切除范围。

12. **胆管癌的肝切除与肝癌的肝切除有何不同？**
术后应注意什么？

两者最大的差异是胆管癌的肝切除多数还需联合胆管切除和胆肠吻合。术后肠道内细菌可能通过胆肠吻合口逆流入肝内胆管，因此在同等肝背景下，胆管癌肝切除术后肝功能的恢复通常要慢于肝癌的肝切除，且术后发生感染的概率要高于肝癌的肝切除。这要求患者术后饮食注意少食多餐，戒烟戒酒，避免进食多油、腌制、辛辣等可能对消化道有较大刺激的食物。

13. 医生让我术后第一天就下床活动和进食，切口会不会裂开、进食会不会吐？

临床实践证明，在合适的情况下，术后早期活动和早期进食有利于术后恢复，能减少术后并发症。因此，医生会根据患者的情况，在术后活动和进食方面给予个体化建议。患者应按照医生的建议，循序渐进地完成，并将自己的感受向医生反馈，而不能仅仅因为担心就不去尝试。

14. 医生让我术后进行化疗，是否说明手术没有做好？

胆道癌（包括胆管癌和胆囊癌）比较容易合并神经脉管侵犯和淋巴结转移，虽然通过手术切除了病灶，但大多数患者术后需要接受化疗等综合治疗。这是规范的诊疗流程中的一环，目的是巩固手术疗效、提高远期治愈率。因此，要听从医生关于术后辅助治疗的建议，既不能认为做了手术就不需要化疗，也不能因担心化疗的不良反应而放弃治愈的机会。

对于高危复发的肝癌患者［比如肿瘤 5 cm 以上，微血管癌栓（microvascular invasion, MVI）阳性，或肿瘤近切缘等］，术后会根据具体情况进行介入或靶向治疗，同样也是为了延缓复发，延长生存期。此外，对于有乙肝病史的患者，术后抗乙肝病毒治疗也是抗肿瘤复发的重要环节。

介入治疗

1. 什么是介入治疗？

介入治疗通过穿刺股动脉后将特制的造影导管插入腹腔干进行肝动脉造影，通过造影明确肿瘤的供血动脉后，再利用微导管对肿瘤进行栓塞和灌注化疗（图 3-5、图 3-6）。介入治疗的优点是创伤小、患者恢复快，同时结合术中造影可以超选肿瘤供血动脉进行精准栓塞，并根据肿瘤大小和血供丰富与否选择合适的栓塞剂。作为中晚期和术后辅助治疗的标准方案，推荐患者每月接受 1 次介入治疗。术后需复查腹部增强 CT 评估治疗效果。

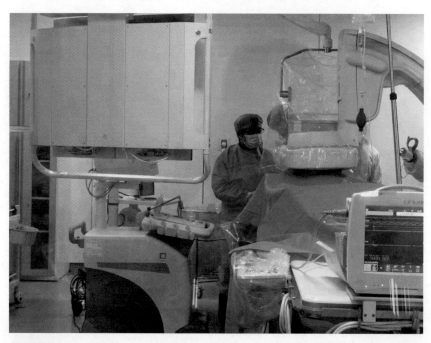

图 3-5　介入术中

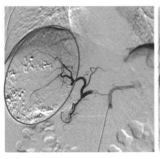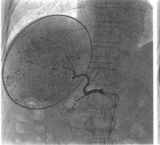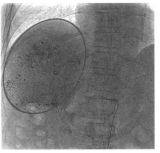

图3-6 在数字减影血管造影（digital subtraction angiography, DSA）监视下对肝癌病灶进行碘油栓塞

注：红圈所示为肿瘤病灶。

2. 什么时候适合介入治疗？

虽然介入治疗是肝癌治疗的主要手段之一，但是并非所有患者均适合选择介入栓塞治疗。对于肝功能 Child B 级、门静脉主干癌栓、大量腹水的患者，由于栓塞会影响肝功能，加重肝损伤，因此上述患者并不适合选择介入栓塞治疗。针对上述患者，可以给予保肝利尿等对症治疗，待肝功能好转后再次评估是否能够耐受介入治疗。

3. 介入治疗有哪些注意事项？

患者行介入手术前应禁食禁水至少 4 小时，并按照要求练习在床上解大小便，准备尿壶和便盆。患者介入术后应尽量平卧 24 小时，前 6 小时为绝对卧床休息，避免移动、弯曲穿刺侧大腿，若穿刺点渗血应及时呼叫责任医生。术后前 6 小时内尽量避免进食。介入治疗后出现发热、恶心等症状多与化疗药物及肿瘤坏死相关，应及时呼叫责任医生，对症处理后多可缓解。

黄疸与减黄治疗

1. 什么是黄疸?

　　肝癌和胆管癌患者在某个疾病阶段会出现肤黄、眼黄、尿黄的表现,血生化检查时,直接胆红素和总胆红素明显升高,此时就是黄疸出现。

2. 黄疸有哪些临床表现?

　　梗阻性黄疸是各种原因导致的胆道梗阻所引起的黄疸性疾病,临床常见症状包括肤黄、眼黄、尿黄等(图 3-7)。由于该病起病隐匿,因此常规的影像学检查难以早期发现。与胆总管结石导致的疼痛及黄疸症状不同,恶性肿瘤导致的黄疸常无明显疼痛感,患者可以突然出现无痛性进行性黄疸,肝功能检查往往提示胆红素、胆系酶及氨基转移酶升高。

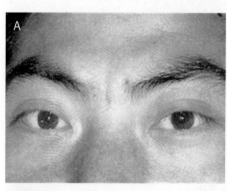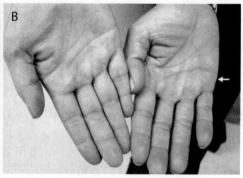

图 3-7　黄疸的表现:皮肤、巩膜黄染(A)和手掌黄染(B)

　　在疾病早期,由于肿瘤尚未压迫胆道,因此患者未出现明显的黄疸症状,此时对肝胆恶性肿瘤的诊断往往比较困难。部分患者可以出现血清肿瘤标志物升高,特别是糖类抗原 199(CA199)

作为胆道恶性肿瘤早期诊断指标的特异度和敏感度均较高。若临床出现 CA199 升高，需要密切监测，同时结合增强 CT 和磁共振成像（MRI）等影像学检查明确升高原因，争取早期诊断，早期治疗。

3. 黄疸的病因是什么？

临床上导致梗阻性黄疸的病因多种多样，大体分为良性疾病和恶性疾病。良性疾病中最常见的是胆总管结石，胆总管结石引起的胆道梗阻往往会引起患者明显腹痛、发热及黄疸症状，临床称之为查科（Charcot）三联征。除结石以外，各种肝胆胰恶性肿瘤是导致胆道梗阻的最常见原因（图 3-8）。

根据梗阻发生的部位不同，胆道梗阻分为远端胆道梗阻、中段胆道梗阻、肝门部胆道梗阻和吻合口狭窄所致的梗阻。引起远端胆道梗阻的常见临床疾病包括壶腹部恶性肿瘤、胰头恶性肿瘤和远端胆管恶性肿瘤。引起中段胆道梗阻的常见原因包括胆总管中段恶性肿瘤、胆囊癌、胰腺癌、胃癌淋巴结转移压迫等。肝门部胆道梗阻最常见原因是肝门部胆管上皮恶变形成的肿瘤压迫肝内外胆管造成胆汁排空障碍，从而引起包括黄疸在内的各种临床症状。部分胆道肿瘤术后复发患者可由于肿瘤压迫，吻合口再次狭窄，从而引起胆道梗阻。

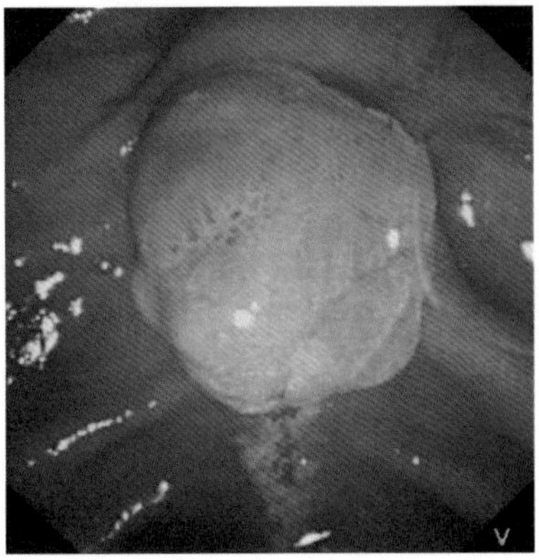

图 3-8　十二指肠乳头肿瘤

4. 黄疸怎么确诊？

梗阻性黄疸的诊断主要依赖于影像学检查，临床常用的影像学检查包括腹部超声、腹部 CT、腹部 MRI 及超声内镜等方法。

腹部超声是临床最为常用的诊断手段之一，简便易行，患者只需要空腹即可接受检查，体表超声探头可以有效检查肝、胆囊、胆管等深部脏器。由于胃和十二指肠的遮挡，体表超声对胆总管下段和胰腺往往难以扫查清楚，这时需要选择其他检查方式。

腹部 CT 是诊断肝胆疾病的重要手段之一，腹部薄层 CT 可以扫描 1.25 mm 的薄层，同时通过造影剂明确占位性质，为诊断提供依据（图 3-9）。由于 CT 检查具有放射性，因此对孕妇及婴幼儿需要谨慎使用。

MRI 的原理是氢质子在磁场中产生信号，经过计算机重建处理成像。MRI 检查特别适合于胆道梗阻的患者，可以直观地显示梗阻的平面和位置（图 3-9），为后续治疗提供依据。

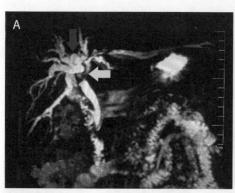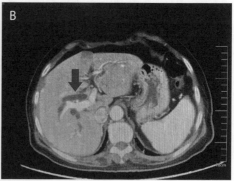

图 3-9 MRI 重建扩张胆管（A），增强 CT 显示扩张的胆道（B）

注：红色箭头所示为扩张胆管，黄色箭头所示为肿瘤病灶。

相比于 CT 和 MRI，超声内镜可以对占位实时扫描并重复观察，必要时还可以通过细针穿刺活检获取病理组织以明确诊断。

各种诊断方法各有优缺点，针对不同的患者可以选择更有针对性的诊断方法。

5. **黄疸怎么治疗？**

梗阻性黄疸的治疗以疏通梗阻为主，目前临床常用解除梗阻的手段有经皮穿刺引流（percutaneous transhepatic cholangial drainage, PTCD）和经内镜逆行性引流（endoscopic retrograde pancreatic drainage, ERCP）两种。

PTCD 在经皮超声引导下穿刺肝内胆管，通过注射造影剂确定穿刺部位后留置导丝，并扩张穿刺路径后置入合适的引流管达到引流胆汁的目的（图 3-10）。PTCD 手术简单、引流管通畅时间久、可以长时间携带，但是需要患者胆道扩张到一定程度方可行穿刺术，手术有误伤门静脉和肝动脉的风险，同时由于 PTCD 引流管需随身携带，因此对患者生活质量造成一定影响。

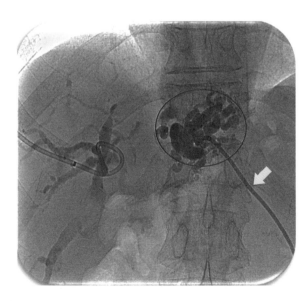

图 3-10 PTCD 引流胆道
注：红圈所示为扩张胆管，黄色箭头所示为引流管。

除 PTCD 外，另一种常用的引流方法是 ERCP，ERCP 手术通过十二指肠乳头逆行置入导丝后越过胆道梗阻平面，放置塑料或金属支架引流，可以有效缓解患者梗阻症状（图 3-11）。ERCP 手术的优点是引流经自然腔道，无须经体表穿刺，患者不用体外携带引流管，生活质量较高。但是由于胆道支架直径较窄容易阻塞，因此部分患者需要反复更换胆道支架以达到长期通畅引流的目的。

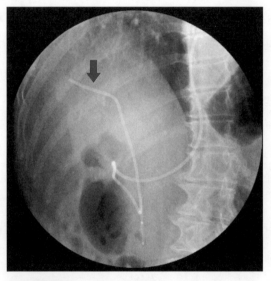

图 3-11 ERCP 引流胆道

注：红色箭头所示为 ERCP 术中鼻胆管引流管。

肿瘤科专科治疗

化学治疗

1. 什么是化学治疗？

化学治疗，是指使用化学药物杀灭癌细胞，也称为化疗。化疗药物一般的给药途径有口服、静脉注射、腔内注射等。化疗药物可通过影响肿瘤细胞的核酸和蛋白质的结构和功能，直接抑制肿瘤细胞增殖或诱导肿瘤细胞凋亡，以达到抗肿瘤目的。

2. 化疗的方式有哪些？

根治性化疗　主要用于对化疗高度敏感的一些恶性肿瘤。

辅助化疗　是指进行手术切除或放疗后，为了降低肿瘤复发率和转移率进行的化疗。

新辅助化疗　在根治性手术或放疗前，为了缩小肿瘤，有利于手术根治性切除和放疗的效果所进行的化疗。

姑息化疗　是指由于手术后复发或转移，以及肿瘤较大无法手术而进行的化疗，主要是为了缓解患者症状，延长患者生存期。

维持化疗　是指为了提高晚期无法治愈的恶性肿瘤患者生活质量、延长寿命，进行的维持性化疗。

3. 一线化疗和二线化疗有什么区别？

一线化疗　专家共识和指南推荐的相关适应证首选的化疗方案。

二线化疗　是指经过一线化疗方案治疗后，患者产生耐药，导致原定的化疗方案已不适用；或因不良反应，原定的化疗方案不能耐受，转换为其他化疗方案，称为二线化疗。

4. 肝胆肿瘤有哪些常用的一线化疗方案？

肝恶性肿瘤对化疗药物的敏感性总体不高，临床上多采用多药联合治疗的方法进行。

一般情况下，体力状况好的胆道肿瘤患者选择两种化疗药物联合，比如吉西他滨联合顺铂、吉西他滨联合替吉奥、奥沙利铂联合卡培他滨。体力状况欠佳的患者则选择吉西他滨单药化疗。

⑤ 化疗的一般流程是什么样的?

在确诊恶性肿瘤之后，并不是患者想进行化疗就能够接受化疗的，要经过一系列评估。

化疗前 首先患者要进行影像学、血液学等方面检查，确定肿瘤的大小和分期，确定是否适合化疗。如果患者身体情况允许，专科医生就会制订适合的方案，向患者及家属告知化疗的大致过程和可能的不良反应，并签署知情同意书，即化疗同意书。

化疗中 确定化疗方案后，医生会按照方案给患者用药，并随时观察患者是否出现不良反应。同时，患者若出现不适要及时向医生反映。

化疗后 患者化疗结束后，要再次检查血常规、肝肾功能等，没有明显异常方可出院。患者出院后，要根据医生的出院小结，在门诊定期进行血常规、肝肾功能等检查，如果有异常需及时咨询专科医生进行相应治疗。

⑥ 化疗的一个周期是多久?

一次化疗整个过程所需的时间称为化疗的一个周期，对于肝胆肿瘤，大部分化疗方案一个周期是 3 周左右。接受药物治疗的时间为 3~7 天，其余时间用来观察药物吸收情况和不良反应。一次化疗结束 14~21 天后，再接受下一次化疗。

7. 什么是化疗耐药？

化疗耐药是指化疗药物对肿瘤细胞无效，不能抑制肿瘤细胞的生长增殖。化疗耐药分为原发性耐药和继发性耐药。原发性耐药是指在接受化疗之前，就对药物耐药。继发性耐药是指肿瘤治疗过程中出现基因变异等情况，使得肿瘤对化疗药物不再敏感。化疗出现耐药后需要咨询专科医生选择另一种治疗方案。

8. 化疗的不良反应有哪些？

消化道反应　消化道反应是化疗引起的最为常见的早期毒性反应，表现为恶心、食欲不振，严重时可能引起呕吐，导致脱水、电解质紊乱、衰弱、热量摄取不足、体重减轻等并发症。除化疗药物直接刺激胃肠道引起的呕吐外，化疗也可诱导肠壁嗜铬细胞释放 5- 羟色胺，激活位于延脑的呕吐中枢，从而产生中枢性呕吐。化疗药物会影响增殖活跃的黏膜组织，对消化道黏膜的损害表现为胃肠黏膜水肿及炎症，导致腹痛、腹泻，甚至血性腹泻。对本身存在消化道溃疡的患者，化疗药物极易加重消化道溃疡病情，严重时甚至引发不易控制的大出血，危及生命。

血液毒性　多数化疗药物可抑制骨髓及淋巴组织的细胞分裂，尤其对增殖迅速的幼稚造血干细胞抑制作用强，导致外周血白细胞、红细胞、血小板数量下降，其中以白细胞尤其是中性粒细胞减少最为常见。中性粒细胞减少的主要后果为发生严重感染的风险增加，尤其是中性粒细胞绝对数低于 0.5×10^9/L 持续 5 天以上，发生严重细菌感染的机会将明显增加。血小板减少主要导致出血风险增加，多表现为牙龈、鼻出血，但严重时不除外脑出血的发生。红细胞减少相对少见，患者可自觉乏力、倦怠感，查体可见皮肤黏膜苍白。

药物过敏反应 化疗药物过敏反应从轻度至重度不等，可在用药过程中，用药后几分钟、几小时甚至几天发生。多数患者过敏反应发生在皮肤黏膜，具体表现为面部潮红、皮疹、瘙痒、出汗等，此类皮肤黏膜反应大多可在患者停药后消退。循环系统过敏反应可表现为心动过速、心绞痛、高血压、低血压、晕厥等，过敏反应严重者可出现休克症状，即血压急剧下降，伴随意识障碍、昏迷等，危及生命。呼吸系统过敏反应主要表现为打喷嚏、鼻塞、咳嗽、气喘、呼吸困难等，严重时患者可能会出现喉头水肿、气管及支气管痉挛，引起明显的呼吸道阻塞症状，需立即采取抢救措施。

心血管系统不良反应 抗肿瘤药物诱发的心脏毒性主要包括心律失常、心电图改变、充血性心力衰竭、心包炎、心肌缺血、心肌梗死等。蒽环类药物是最常引起心脏毒性的化疗药物之一，患者在治疗期间可能会出现短暂的心电图异常，具体表现为室性心动过速、ST段低下、偶发室性期前收缩等，随着蒽环类药物剂量增加，可出现心肌损伤和变性，造成充血性心力衰竭，此时患者多自觉胸闷、气短、呼吸困难、乏力、下肢水肿。化疗药物除本身可引起心脏病变外，对原存在心脏基础病的患者可能带来加重风险。

呼吸系统不良反应 化疗药物可通过多种机制引起肺部损伤，如化疗药物对肺部直接毒性、机体免疫反应及毛细血管通透性增加等。这些病理生理变化可引起间质性肺炎，肺纤维化，药物超敏反应综合征（drug reaction with eosinophilia and systemic symptoms，DRESS），毛细血管渗漏综合征等。常见的易产生肺毒性的化疗药物主要为博来霉素、烷化剂、抗代谢类抗癌药等。

肝功能损害 化疗药物及其代谢产物可通过直接毒性作用损害肝细胞或干扰肝细胞代谢，化疗过程的联合用药也可能降低肝解毒功能使药物毒副作用增加，从而加重肝损害。在临床上，化疗相关的肝损害可表现为丙氨酸氨基转移酶、天门冬氨酸氨基转移酶等指标异常，随着病情发展可进一步出现脂肪浸润、胆汁淤积、蛋白质合成障碍、凝血功能异常等，患者可表现为出血倾向、黄疸、低白蛋白血症、腹型水肿、双下肢水肿等。

泌尿生殖系统不良反应　化疗药物引起的泌尿系统不良反应主要有泌尿道刺激反应和肾实质损害。泌尿道刺激反应可表现为尿频、尿急、尿痛。肾实质损害包括肾小管上皮细胞急性坏死及变性、肾间质水肿、肾小管扩张，严重时甚至出现肾功能衰竭，此时患者可自觉腰痛、血尿、水肿等。应对化疗相关的肾毒性主要以预防为主，如大量输液及碱化尿液等。化疗药物对生殖系统的毒性主要表现为对男性精子生成和女性卵泡形成的抑制，该作用可以是暂时性的，也可造成永久性不育，一般而言，累积剂量大，用药持续时间长，往往影响更大。

内分泌系统不良反应　部分化疗药物可通过诱导或加重已有的免疫反应、减少胰岛 β 受体数量、抑制胰岛 β 细胞释放胰岛素等机制导致高血糖，可能引起高血糖的化疗药物包含铂类、长春新碱、干扰素和激素等。此外，环磷酰胺、顺铂、美法仑等化疗药物可导致以低钠血症、血浆渗透压下降、尿渗透压升高、心力衰竭及肝硬化等为表现的抗利尿激素分泌异常综合征。长期使用化疗药物还可造成骨吸收与骨形成失衡、脂肪分解异常，导致代谢性骨病和脂质代谢异常，临床上多表现为骨质疏松、与肿瘤无关的骨折、骨骼疼痛、高甘油三酯血症等。化疗药物也可干扰下丘脑、垂体、甲状腺功能，引起甲状腺功能不全。

其他　化疗药物作用于机体可产生局部反应，如静脉炎、局部组织坏死、脱发等。静脉炎是指患者在化疗期间出现静脉部位疼痛发红，有时甚至可见静脉栓塞和沿静脉皮肤色素沉着的现象。局部组织坏死多由强刺激性化疗药物漏入皮下时造成局部组织化学性炎症所致，临床表现为局部红肿疼痛，甚至出现组织坏死和溃疡，经久不愈。脱发是药物对毛囊中增殖细胞的毒性所致，脱发程度通常与药物的浓度和剂量有关。

⑨ 化疗的不良反应可以预防吗？

有的不良反应是可以预防的，比如常见的恶心、呕吐，化疗前可以选择合适的药物如昂丹司琼、阿瑞匹坦等预防缓解；再比如严重的骨髓抑制，可以在化疗期进行血常规检查，达到化疗标准后方能进行化疗，并且在化疗结束后 3~5 天复查，发现异常及时处理；对于化疗引起的焦虑、过敏等，也可以在化疗前使用合适的抗焦虑药物、抗过敏药物对症处理。还有一些不良反应是不能预防的，比如化疗后出现脱发、指（趾）端麻木、皮肤色素沉着等。化疗前医生会对患者的状况进行评估，用药期间出现不良反应时，医生也会根据相应情况做处理。

⑩ 如何应对化疗引起的恶心、呕吐？

一般化疗前医生会先评估出现恶心、呕吐的风险，然后制订合适的呕吐防治方案，提前进行预防性止吐治疗。用药期间出现恶心、呕吐还可以服用止吐药，具体使用何种止吐药，医生会根据具体情况安排。

⑪ 化疗引起的脱发可以预防吗？

脱发多发生于化疗后数天至数周，化疗可以导致暂时性或永久性脱发。大部分情况下，脱发为暂时性，一般停药后 1~2 个月可再生。化疗相关的永久性脱发尚无有效的预防及治疗措施。

12. 化疗期间有哪些注意事项？

化疗期间要多喝水，化疗对肾是有损害的，所以在化疗期间要比平常喝更多的水。如果尿量不足，可以使用药物排泄，比如利尿剂。但是利尿剂也不是万能的，经常使用也会给肾带来危害。

化疗会使患者造血功能下降，进而白细胞就会减少，患者抵抗力会大幅度降低，容易发生感染。患者在这期间一定要注意自身的体温变化，如果一直发热不退，请及时报告医生。

化疗前后应避免户外运动，化疗会导致血小板减少，患者非常容易出血，运动幅度过大很容易出现损伤。

靶向治疗

1. 什么是靶向治疗？

靶向治疗是指针对明确的致癌位点，应用相关的靶向药物治疗的方法。靶向药物是根据致癌位点专门设计的药物，它对肿瘤细胞有杀伤力，而对正常组织和细胞影响较小。目前肝胆肿瘤临床上常用的靶向药物以抗血管生成多靶点药物为主，如索拉非尼、仑伐替尼、阿帕替尼、多纳非尼、瑞戈非尼等。

分子靶向治疗是指针对参与肿瘤发生发展过程的细胞信号转导和其他生物学途径的治疗手段。科学家通常以肿瘤细胞的标志性分子为靶点，研制出有效阻断剂，干预细胞发生癌变的各环节。例如，分子靶向药物通过干扰或阻断关键信号转导通路，参与细胞基本功能调控、抑制细胞增殖、诱导细胞凋亡、刺激或激活免疫系统、抑制肿瘤血管新生等，最终达到抗肿瘤目的。肿瘤生长因子受体、信号转导分子、细胞周期蛋白、细胞凋亡调节因子、蛋白水解酶、血管内皮生长因子等都可以作为肿瘤治疗的分子靶点。

2. 什么情况下可以选择靶向治疗？

确诊恶性肿瘤的患者，需经过基因检测，确定是否有相应的突变位点，才能确定靶向治疗是否有效。抗血管生成靶向药是指通过抑制肿瘤细胞血管的生成，抑制肿瘤生长的药物。这些药物常是多靶点的，且以肿瘤血管生长和成纤维细胞生长的分子和信号通路为目标靶点，因此无须特定的基因检测，有临床循证证据和指南推荐即可使用。

3. 肝胆恶性肿瘤目前常用的靶向药物和抗血管生成药物有哪些？

肝胆恶性肿瘤常用的靶向药物和抗血管生成药物见表 3-1。

表 3-1　肝胆恶性肿瘤常用的靶向药物和抗血管生成药物

靶向药物和抗血管生成药物	针对的靶点	用药临床证据
索拉非尼（sorafenib）	*CRAF*、*BRAF*、*BRAF V600E*、*c-Kit*、*FLT3*、*VEGFR2*、*VEGFR3*、*PDGFR-β* 等	基于 SHARP 和 ORIENTAL 两项国际多中心Ⅲ期临床试验，索拉非尼可用于晚期肝癌患者的一线治疗
仑伐替尼（lenvatinib）	*VEGFR1~3*、*FGFR1~4*、*PDGFR-α*、*RET*、*c-Kit* 等	基于Ⅲ期 REFLECT 研究，仑伐替尼被批准用于不可切除的肝癌一线治疗

表 3-1（续）

靶向药物和抗血管生成药物	针对的靶点	用药临床证据
阿帕替尼（apatinib）	*EGFR1*、*VEGFR2*、*VEGFR3*、*PDGFR-β*、*c-Kit*、*FGFR1* 等	阿帕替尼于 2020 年被《中国临床肿瘤学会（CSCO）原发性肝癌诊疗指南》以 1A 类证据、Ⅰ级专家推荐纳入晚期肝癌二线治疗，该适应证获批基于Ⅲ期 AHELP 研究
多纳非尼（donafenib）	*VEGFR*、*PDGFR*、*RAF*、*MEK*、*ERK* 等	基于 ZGDH3 研究，多纳非尼自 2020 年起已被纳入《CSCO 原发性肝癌诊疗指南》用于晚期肝癌一线治疗
瑞戈非尼（regorafenib）	*VEGFR1~3*、*c-Kit*、*PDGFR-α*、*PDGFR-β*、*RET*、*FGFR1* 等	基于Ⅲ期 RESORCE 研究，瑞戈非尼被批准用于肝癌二线治疗
贝伐珠单抗（bevacizumab）	*VEGFR*	基于Ⅲ期 IMBrave150 研究，阿替利珠单抗联合贝伐珠单抗已被多项国内外指南以最高推荐等级列为晚期肝癌的一线治疗方案

4. 靶向治疗和化疗有什么区别？

　　化疗主要是通过化疗药物的毒性杀灭肿瘤细胞，选择性低，不仅对肿瘤细胞有杀伤作用，还会损伤正常细胞。靶向药物主要作用于肿瘤细胞中的特异性靶点，针对性强，对肿瘤细胞杀伤作用明显，对正常细胞影响较小。因此，两者在疗效和不良反应上均有一定区别。

5. 靶向药物耐药是什么？怎么应对？

患者接受一段时间的靶向药物治疗后，继续服用靶向药物已经不能抑制肿瘤细胞，肿瘤细胞对靶向药物产生了耐受。靶向药物出现耐药后可以再次进行基因检测，看是否有新的突变位点，能否使用其他靶向药物，或者咨询专业医生是否能使用其他治疗方案。

6. 靶向治疗需要多久？

靶向治疗的时间需要根据恶性肿瘤的类型、分期、有无手术及治疗方案而确定，目前尚无统一标准。一般对于术后辅助治疗患者，靶向治疗需持续半年左右；对于晚期肿瘤患者，如果治疗后肿瘤缓解或稳定，往往建议长期用药，除非疾病出现进展，或者药物产生难以耐受的毒副作用。

7. 靶向治疗出现不良反应有哪些症状？

全身 部分肝癌患者应用分子靶向药物治疗期间可出现乏力、寒战、发热及肌肉酸痛症状，此时应明确上述反应是否继发于甲状腺功能减退、抑郁、贫血、感染等可产生相同临床症状的疾病。

消化系统 肝癌分子靶向治疗较常见的不良反应是腹泻和黏膜炎。口腔黏膜炎的症状包括疼痛和吞咽困难等，胃肠道黏膜炎多表现为恶心、腹痛、腹胀、便秘、腹泻等。

皮肤 在肝癌分子靶向治疗中，皮肤相关不良反应主要由抑制表皮生长因子受体（epidermal growth factor receptor, EGFR）、血管内皮生长因子受体（vascular endothelial growth factor receptor, VEGFR）等靶点所引起，与用药剂量存在相关性，主要表现为皮肤瘙痒干燥、皮肤脱屑、甲沟炎、痤疮样皮疹、斑丘疹、水疱疹。靶向药物还可能导致皮肤或头发出现不同程度的脱色素改变，以遍布躯干及四肢多见，偶可发生外周水肿、手足综合征。

心血管系统 高血压是血管内皮生长因子（vascular endothelial growth factor, VEGF）抑制剂常见的不良反应，VEGF抑制剂可引起继发性高血压或使原有高血压病情加重，故定期血压监测应贯穿于肝癌患者分子靶向治疗的整个过程。出血与血栓栓塞发生的风险在一定程度上与VEGF信号通路上靶点数量呈正比，故所有接受VEGF抑制剂治疗的患者都需定期监测凝血功能以尽早发现出血倾向。分子靶向药物导致的心脏毒性主要包括Q-T间期延长、心肌缺血、心肌梗死、慢性心力衰竭等，这提示治疗期间监测心电图、心肌酶变化的重要性。

泌尿系统 临床研究观察到肝癌患者使用分子靶向药物治疗可引起蛋白尿，故对肾功能不全患者更应谨慎用药并密切监测。靶向治疗期间建议定期检查患者尿常规、肾功能情况。

8. 用药期间身体出现不适是否可以判定为药物不良反应？

用药期间身体出现不适，并不能认定是靶向药物引起的，具体情况需要做相应的检查后由医生判断。靶向药物治疗的不良反应一般在治疗1~3周后出现。

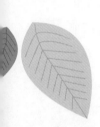

9. 靶向治疗常见的不良反应有哪些？怎么处理？

腹泻 排便每天不超过 3 次可以继续观察，如果排便次数明显增加，请及时就诊，咨询专业医生，必要时停药。靶向药物治疗期间应低脂低纤维饮食，少食多餐。不得擅自服用止泻药，除非有医嘱。

口腔黏膜炎 靶向药物会对患者口腔黏膜有一定损伤，建议患者在餐前餐后使用牙刷清理口腔，防止细菌感染扩大伤口。同时，患者也应戒烟戒酒，保持口腔卫生，避免食用刺激性食物对口腔造成损害。

高血压 用药期间要严格监测血压，是否服用降压药需咨询医生。

皮疹 患者平时应注意护理，避免抓挠，尽量避免日晒，预防感染。对于局部皮肤受损、症状轻微的患者，推荐使用皮肤外用药。

其他 如果出现其他严重的不良反应，请及时联系医生或就近就诊。

免疫治疗

1. 什么是免疫治疗？

免疫治疗是指依靠人体自身免疫系统的免疫力抑制肿瘤发生发展的治疗方法（图 3-12）。目前批准用于治疗肝胆恶性肿瘤的免疫治疗药物主要是免疫检查点抑制剂，除此之外，还有细胞治疗药物、疫苗等在临床研究中。肿瘤免疫治疗是通过增强机体免疫力或打破免疫耐受等机制，激发或恢复机体抗肿瘤免疫应答反应，以达到控制肿瘤生长或特异性清除肿瘤细胞的目的。免疫治

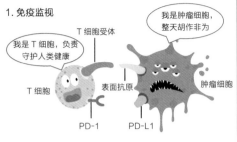

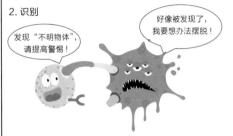

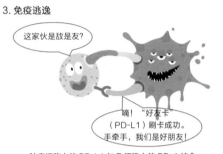

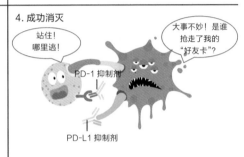

图 3-12　程序性死亡受体 -1（programmed cell death protein 1, PD-1）抑制剂和程序性死亡 - 配体 1（programmed cell death ligand 1, PD-L1）抑制剂的作用机理

疗作为一种新兴治疗模式，以特异性强、毒副作用小等特点在肿瘤综合治疗领域占据独特优势。

② 什么是免疫检查点？

　　免疫检查点是在免疫调节系统中起抑制作用的分子，它对维持自身免疫耐受、调节生理性免疫应答的持续时间和幅度起重要作用。目前用于肿瘤免疫治疗的免疫检查点有细胞毒性 T 淋巴细胞相关蛋白 4（cytotoxic T-lymphocyte-associated protein 4, CTLA-4），PD-1，PD-L1 等（图 3-13）。

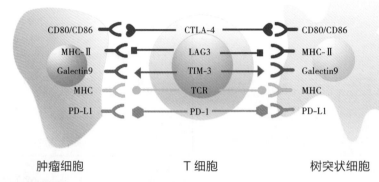

| 肿瘤细胞 | T 细胞 | 树突状细胞 |

图 3-13 常见的免疫检查点及其配体

注：树突状细胞是机体免疫系统中一种专职抗原呈递细胞，在诱导 T 细胞活化和分化方面发挥重要作用。

③ 什么是免疫检查点抑制剂？

免疫检查点抑制剂（immune checkpoint inhibitor, ICI）是针对免疫检查点开发的一类药物。免疫检查点抑制剂能够和免疫检查点结合，恢复 T 细胞的杀伤功能，改善肿瘤周围的免疫微环境，从而激活体内免疫细胞活性达到抗肿瘤目的。

④ 免疫治疗更适合哪些患者？

目前使用的免疫治疗药物主要是 CTLA-4 抑制剂、PD-1 抑制剂、PD-L1 抑制剂等，多用于无法手术切除的晚期肝癌患者，也可用于伴有术后高危复发风险患者的新辅助治疗及辅助治疗。此外，免疫治疗也适用于肝癌患者的后线治疗。在用药前需要完善血液学、影像学等相关检查，请专科医生评估，如心肺功能、甲状腺功能等无明显异常方可选用免疫治疗。对于接受过器官移植或骨髓移植、合并自身免疫性疾病、严重慢性肾功能不全、肝功能严重受损的患者，一般不建议行免疫治疗。

5. **肝胆恶性肿瘤目前常用的免疫治疗药物有哪些?**

肝胆肿瘤常用的免疫治疗药物见表 3-2。

表 3-2 肝胆肿瘤常用的免疫治疗药物		
免疫治疗药物	类型	用药临床证据
信迪利单抗（sintilimab）	PD-1 抑制剂	信迪利单抗联合贝伐珠单抗已在我国被批准用于既往未接受过系统抗肿瘤治疗的不可切除或转移性肝癌的一线治疗。该适应证获批于Ⅲ期 ORIENT-32 研究
卡瑞利珠单抗（camrelizumab）	PD-1 抑制剂	2020 年卡瑞利珠单抗正式获得国家药品监督管理局批准用于晚期肝癌的二线治疗。该推荐基于一项Ⅱ期临床试验，该试验深入评估了卡瑞利珠单抗在治疗中国晚期肝癌患者的疗效及安全性
替雷利珠单抗（tislelizumab）	PD-1 抑制剂	替雷利珠单抗被批准用于治疗至少经过一次全身抗肿瘤治疗失败的肝癌患者。Ⅲ期 RATIONALE 301 研究对比了替雷利珠单抗与索拉非尼一线治疗晚期肝癌的疗效及安全性，结果显示替雷利珠单抗可显著延长患者生存期
特瑞普利单抗（toripalimab）	PD-1 抑制剂	2022 年公布的特瑞普利单抗联合贝伐珠单抗一线治疗晚期肝癌的Ⅱ期研究表明，联合治疗患者中位无进展生存期为 9.9 个月
纳武利尤单抗（nivolumab）	PD-1 抑制剂	基于 CheckMate 040 研究，纳武利尤单抗为美国食品药品监督管理局（FDA）首个批准用于治疗晚期肝癌的免疫检查点抑制剂
帕博利珠单抗（pembrolizumab）	PD-1 抑制剂	基于 KEYNOTE 224 研究，帕博利珠单抗于 2018 年获 FAD 批准用于晚期肝癌的二线治疗

表 3-2（续）

免疫治疗药物	类型	用药临床证据
阿替利珠单抗（atezolizumab）	PD-L1抑制剂	通过解除 PD-1/PD-L1 产生的免疫应答抑制，激活机体抗肿瘤免疫应答。目前，阿替利珠单抗联合贝伐珠单抗是多项国内外指南推荐的肝癌一线治疗方案，该推荐基于全球多中心Ⅲ期 IMBrave150 研究，该研究结果表明联合治疗较对比组（索拉非尼）有更长的总生存期和无进展生存期

6. 免疫治疗的疗效怎么判断？

判断免疫治疗是否起效，需要患者进行影像学检查（如 CT、MRI 等）对比治疗前后病灶变化，结合患者自身状况的改善，再由专业医生进行判断，最终才能确定是否起效。目前免疫治疗疗效评估多采用实体肿瘤疗效评价标准（response evaluation criteria in solid tumors, RECIST）及实体肿瘤免疫疗效评价标准（immune response evaluation criteria in solid tumors, iRECIST），简单概括如下：

- 完全缓解（complete response, CR）：靶病灶 / 非靶病灶完全消失，且无新增的可测量病灶。

- 部分缓解（partial response, PR）：参考基线，靶病灶直径总和缩小 ≥ 30%。

- 疾病进展（progressive disease, PD）：参考基线及随访中最小靶病灶直径之和，靶病灶增加 ≥ 20%，绝对值至少增加 5 mm，出现一个或多个新病灶。

- 疾病稳定（stable disease, SD）：介于疾病部分缓解与疾病进展之间。

7. 免疫治疗出现不良反应有哪些症状？

皮肤 免疫治疗所致的皮肤毒性大多发生于治疗早期，其中以丘疹、斑丘疹、皮肤瘙痒最为常见，通常严重程度较低，外用糖皮质激素、口服抗组胺类药物等治疗即可控制。严重的皮肤毒性包括白癜风、银屑病、史－约（Stevens-Johnson）综合征、中毒性表皮坏死松解症、药物超敏反应综合征（DRESS）等。此外，毛细血管增生为卡瑞利珠单抗所特有的高发生率特殊类型皮疹。

消化系统 结肠炎在免疫治疗中发生率不高，水样腹泻是其主要临床表现，患者可同时合并腹痛、里急后重、脓血便，严重者甚至出现消化道出血穿孔。免疫检查点抑制剂（ICI）相关肝炎最常见表现为无症状性氨基转移酶水平升高，少数情况下可出现胆红素水平升高，免疫治疗期间定期监测肝功能是早期发现ICI相关肝炎的关键。

内分泌系统 内分泌系统毒性主要包括垂体炎、甲状腺炎（图3-14）及罕见的1型糖尿病等。其中，甲状腺炎在内分泌系统毒性中最为常见，尤以PD-1抑制剂发生率较高，通常表现为甲状腺功能减退，故多建议在免疫治疗前及治疗期间监测甲状腺功能。

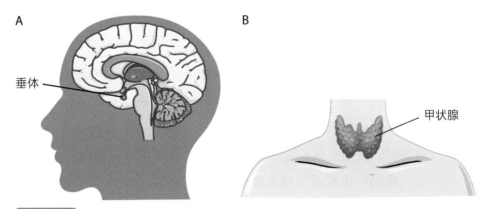

A

垂体

B

甲状腺

图 3-14 垂体（A）及甲状腺（B）的位置

呼吸系统　免疫治疗相关肺损伤表现形式多样，包括间质性肺炎、结节病、结节病样肉芽肿、胸腔积液等，其中以间质性肺炎最为常见，临床上多表现为呼吸困难和干咳，少部分患者亦可无呼吸道症状而于常规影像学检查时发现。肝癌患者若基线合并间质性肺炎，需谨慎选择免疫治疗。对于存在呼吸道基础疾病患者，建议基于基础疾病管理下行 ICI 治疗。

风湿病 / 肌肉骨骼　免疫治疗相关肌炎可表现为不同程度肌无力、肌痛、肌萎缩，也可伴关节疼痛、发热等，实验室检查多可发现肌酸激酶水平升高，严重者甚至合并吞咽困难、呼吸困难、Ⅱ型呼吸衰竭等。免疫治疗相关关节炎症包括炎性关节痛、关节炎、风湿性多肌痛等。

心血管系统　免疫治疗相关心脏毒性十分罕见，但发病多呈暴发性，具有潜在致死风险。隐匿起病的心肌炎早期症状轻微，可表现为呼吸困难、心悸、水肿、乏力等，也可以骨骼肌受累症状起病，表现为肌痛、肌无力、上睑下垂、视物重影等，故临床推荐免疫治疗期间定期监测心肌酶、肌钙蛋白、心电图等。

血液系统　免疫治疗相关血液系统毒性较为罕见，主要包括血小板减少、自身免疫性溶血性贫血等，但有时肝功能不全、脾功能亢进也可出现上述疾病。

泌尿系统　ICI 治疗期间发生肾损伤罕见，临床可表现为治疗后血肌酐水平升高，伴或不伴高血压、蛋白尿。

神经系统　神经系统毒性在免疫治疗中的发生率较低，主要包含周围神经病变、重症肌无力、脊髓炎、脑膜炎、吉兰 - 巴雷综合征等。神经系统毒性多为排除性诊断，需在专科指导下行头颅 MRI、腰椎穿刺、脑脊液检查、肌电图等以明确诊断。

眼部　免疫治疗相关眼部毒性较为罕见，通常发生在开始治疗后数周至数月，可影响眼球和眼眶的不同部位，最为常见的表现为干眼症、炎症性葡萄膜炎、眼部重症肌无力、炎症性眼眶病变、角膜炎等。大部分类似自身免疫性疾病的眼部不良反应可通过局部或全身使用糖皮质激素控制。

8. 免疫治疗的不良反应和疗效有关吗？

很多临床数据表明免疫治疗的 1~2 级不良反应与疗效呈正相关，但是过于严重的不良反应会有生命危险，所以一旦免疫治疗出现不良反应需要及时联系医生。

9. 免疫治疗的不良反应大概什么时候出现？

不同的免疫治疗不良反应出现的时间不同，有的为急性反应，比如免疫治疗相关输液反应；有的滞后，比如内分泌相关不良反应。一般而言，大部分免疫治疗不良反应在治疗后 3~4 个月出现，个别不良反应甚至 1 年后才出现，所以需要长期关注治疗相关的不良反应。

10. 免疫治疗的不良反应怎么处理？

免疫治疗导致的不良反应可以累及各个器官及系统，因此处理方式也不尽相同。针对症状较轻的不良反应，一般只需对症治疗即可，无须停止免疫治疗。针对相对严重的不良反应，应立即停止免疫治疗，并在对症治疗的基础上由临床医生指导使用糖皮质激素进行治疗。激素具有有效抑制炎症反应的功效，并且短时间的激素应用一般不会产生明显的副作用。当免疫治疗相关内分泌功能障碍发生时，需要及时干预机体激素水平，例如免疫治疗相关甲状腺功能减退的患者需要长期服用甲状腺激素以维持甲状腺激素的正常血液浓度。部分常见免疫治疗相关不良反应的临床治疗原则如下：

免疫治疗相关肝损伤　最常见的表现是无症状性丙氨酸氨基转移酶（ALT）和（或）天门冬氨酸氨基转移酶（AST）升高，伴或不伴有胆红素升高，一般无特征性临床表现，有时伴有发热、疲乏、恶心等非特异性症状。对于所有接受免疫检查点抑制剂（ICI）治疗的患者，应在每个治疗周期前通过测定血清氨基转移酶和胆红素对肝炎的症状和体征进行评估。在多数 ICI 引发的肝毒性研究中，糖皮质激素是最常见的治疗方法，肝炎通常在适当治疗后 4~6 周即可消退。若出现特别严重的肝功能损伤，则需永久停用 ICI 治疗。

免疫治疗相关胃肠毒性　ICI 第二常见不良反应，通常表现为腹泻或结肠炎，腹泻发生率高于结肠炎，结肠炎症状可能表现为腹痛伴腹泻、直肠出血、黏液便及发热等症状。确诊免疫治疗相关胃肠毒性主要通过血常规和粪常规，检查有无贫血、血清 C 反应蛋白升高和血清白蛋白水平下降，结肠镜检查是评估结肠炎严重程度最准确的方法。如果腹泻次数不多且没有明显的腹痛症状，可以用止泻药物如蒙脱石散、盐酸洛哌丁胺等对症处理，适当补液即可。若症状严重，则需要到医院就诊并使用激素进行处理，对于激素治疗不敏感的患者可以考虑使用其他 ICI。

免疫治疗相关甲状腺功能异常　甲状腺功能异常是 ICI 治疗的常见内分泌系统不良反应之一，因此在治疗周期内规律监测甲状腺功能尤为重要，一般可在无任何症状的情况下发现甲状腺功能异常。甲状腺功能异常主要包括甲状腺毒症（表 3-3）、甲状腺功能减退（表 3-4），这些症状都可以在使用合适的药物纠正后继续使用 ICI 治疗。因甲状腺功能损伤的时间跨度非常长，故患者应在专科医生的指导下定期随访，评估甲状腺功能。

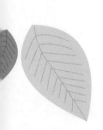

表 3-3 甲状腺毒症患者检验结果

项目	结果	参考范围
促甲状腺激素 /（mIU·L⁻¹）	0.01 ↓	0.27~4.20
游离三碘甲状腺原氨酸 /（pmol·L⁻¹）	5.85	3.10~6.80
游离甲状腺素 /（pmol·L⁻¹）	20.40	12.00~22.00

表 3-4 甲状腺功能减退患者检验结果

项目	结果	参考范围
促甲状腺激素 /（mIU·L⁻¹）	22.80 ↑	0.27~4.20
游离三碘甲状腺原氨酸 /（pmol·L⁻¹）	3.67	3.10~6.80
游离甲状腺素 /（pmol·L⁻¹）	7.38 ↓	12.00~22.00

免疫治疗相关皮肤损害　免疫治疗相关皮肤损害是与抗 CTLA-4 和抗 PD-1/PD-L1 单克隆抗体的免疫检查点封锁相关的一系列皮肤损害，可表现为皮肤瘙痒、斑丘疹、大疱性皮炎等非特异性皮肤损害（图 3-15）。多数皮肤损害级别较低且易于治疗，但是少数患者可能出现危及生命的重症皮肤毒性。其中，斑丘疹为免疫治疗相关皮肤损害的主要类型，通常表现为红斑或丘疹，主要分布于躯干和四肢，通常不发生在面部。诊断免疫治疗相关皮肤损害需系统性排除其他致病因素，并完善皮肤检查，必要时需进行皮肤活检或影像学检查。若皮疹面积小于全身总面积的 10%，则不需要停用 ICI，可以用些润肤膏，局部涂抹激素类药膏或口服抗过敏药物；若皮疹面积为全身总面积的 10%~30%，则需加用口服激素干预；若皮疹面积大于全身总面积的 30%，则应停止 ICI 治疗，至皮肤科就诊。

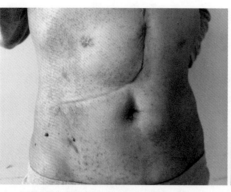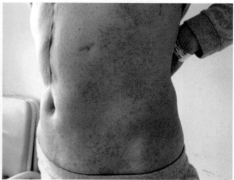

图 3-15 免疫治疗相关皮肤损害

　　免疫治疗相关肺炎　由 ICI 引起的临床、影像学和病理表现多样的肺损伤（图 3-16），是免疫治疗相关死亡的独立危险因素，少数患者短期内可出现疾病迅速恶化甚至危及生命。目前尚无统一的诊断标准，临床诊断主要结合 ICI 用药史和排他性诊断。建议免疫治疗相关肺炎患者暂缓 ICI 治疗。对于无症状 1 级免疫治疗相关肺炎患者，也需在数周内密切随访症状、体征和胸部 CT 影像学表现，明确无进展时才考虑继续免疫治疗。治疗过程中仍需密切监测，再次使用 ICI 时需密切监测不良反应，如果再次发生免疫治疗相关肺炎，建议永久停用 ICI。

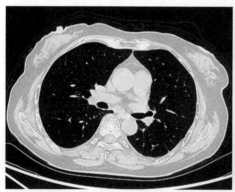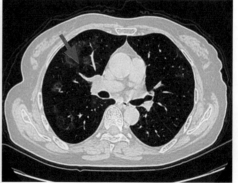

图 3-16 免疫治疗相关肺炎的 CT 表现

　　注：红色箭头所示为出现肺炎时的表现。

免疫治疗相关心肌炎 心肌炎是所有免疫相关不良事件中发病率低，但病死率最高的疾病。心肌炎在 ICI 联合用药、既往有基础心血管疾病、自身免疫性疾病、糖尿病、肥胖及 80 岁以上患者中更容易发生。多个权威指南均推荐根据免疫治疗相关心肌炎分级进行相应处理，对于重症患者，建议早期用药、大剂量激素用药、一线联合用药。在激素治疗无效的情况下，可以使用其他 ICI，此外也可以使用丙种球蛋白来中和破坏性抗体。

免疫治疗相关垂体炎 其症状具有非特异性，以头痛和疲劳最常见，最常见的激素缺乏症是中枢性甲状腺功能减退，其次是促性腺激素性性腺功能减退和继发性肾上腺功能不全，生长激素缺乏及催乳素异常少见。80%~90% 患者可有 MRI 异常，主要为与基线扫描对比垂体信号增强，但表现有时非常轻微，如果不与基线扫描比较，则不易发现。在稳定期需要给予合理的激素替代治疗，而在发生剧烈头痛或视野缺损时，需停止免疫治疗，并且及时给予大剂量糖皮质激素治疗，急性症状消失后可继续行免疫治疗。患者应根据专科医生的指导定期检查垂体功能，评估垂体炎进展。

放射治疗

1. 什么是放射治疗？

放射治疗简称放疗，是利用放射线将肿瘤杀死的治疗方法。放疗分为体外放射治疗和体内放射治疗。

2. 体外放射治疗和体内放射治疗有何不同？

体外放射治疗是利用放疗设备产生的放射线（光子或粒子）

从体外对肿瘤照射。体内放射治疗是将放射性核素经机体管道或通过针道植入肿瘤。

3. 放疗和化疗有什么区别？

放疗是通过放射线的照射将肿瘤杀死，是一种局部治疗的方法；而化疗是通过口服或静脉注射等手段将化疗药物输送至体内作用于肿瘤细胞，是一种全身治疗手段。

4. 放疗前可以进食吗？

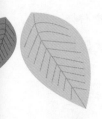

一般原则上放疗前是可以进食的，但是肝胆肿瘤患者放疗后可能会出现胃部不适，轻者食欲减退，重者会出现恶心、呕吐等。因此，建议肝胆肿瘤患者放疗前少进食，可以在放疗结束后补充食物，更有利于营养吸收。

5. 放疗的一个疗程是多久？

放疗的一个疗程一般是 5~25 天，根据肿瘤类型、部位、分期、治疗目的而不同。一般来说大分割放疗需要 5~10 天，常规分割放疗需要 20~25 天。此外，疗程长短还与患者的身体情况密切相关。

6. 什么情况适合放疗？

患者需要完成影像学检查、血常规、血生化等检查，专科医生确定了患者肿瘤分期、病灶情况及其身体情况，才能最终确定是否适合接受放疗。

7. 放疗后辐射多久消失？

体外放射治疗并没有辐射，只有体内放射治疗的患者身上才带有辐射。放射性碘治疗的辐射一般于 2 周左右消退；放射性粒子植入 8 周后辐射才可控制，半年后才可逐渐减少。

8. 放疗后为什么要定期复查？

第一，完善相关检查并与之前的情况对比，才能判断治疗效果。肿瘤对放射线的反应也需要一定时间才能观察到。

第二，进行定期复查可以了解肿瘤最新情况，是否有新的问题出现，是否需要其他处理。

9. 什么情况要暂停放疗？

放疗期间患者状况良好，不提倡暂停或终止放疗，因为会影响治疗效果。放疗期间患者出现不适，专业医生会根据患者的状况进行评估，及时给出处理意见。

10. 放疗常见的不良反应有哪些？

放疗是临床常用的肿瘤治疗手段，多数患者可以耐受，不会出现明显的不良反应，部分敏感患者可能出现全身不适反应，表现为头昏乏力、食欲减退、失眠，照射区域出现皮肤潮红、灼热或瘙痒，血液系统出现白细胞或血小板下降等。这些不良反应经过对症处理、药物治疗或停用放疗后通常会好转或消退，放疗期间出现不适应及时告诉医生，不必过于担心。

11. 放疗期间有哪些注意事项？

放疗前患者要让自己放松，保证充足的睡眠时间，放疗技术现在已经很成熟，无须过度担心。

治疗范围内的皮肤一般是非常敏感的，所以应避免晒太阳或受冷风吹袭等刺激。还有如果放疗后出现皮肤过敏反应，应及时告诉医生，切勿自己私自敷药或涂抹润肤霜。

饮食上，少食多餐，这比进食丰富的正餐更易于吸收。放疗期间患者需要忌口，并且保持口腔卫生。放疗后，有的患者会发现自己的饮食习惯和以前不一样，甚至有恶心、呕吐及体重减轻，这是很常见的。如果患者发现这些症状，必须及时告诉医生，进行对症治疗。

放疗期间，不适合外出旅游或室外活动，要预防感冒等疾病。

12. 放疗有哪些设备？

放疗常用设备包括放疗定位系统（图3-17）、螺旋断层放疗系统（图3-18）及直线加速器（图3-19）。

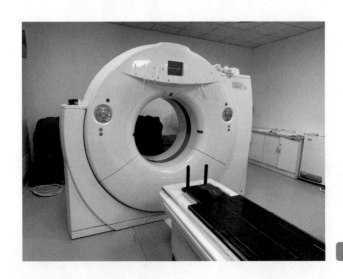

图3-17 放疗定位系统

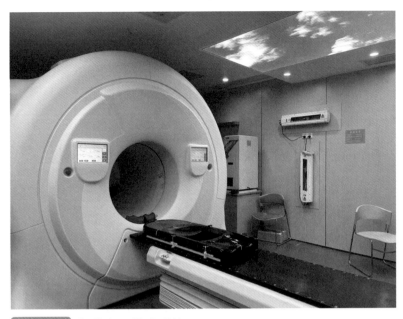

图 3-18 螺旋断层放疗系统

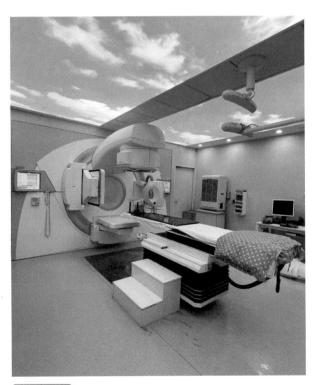

图 3-19 直线加速器

13. 放疗的常规流程是什么样的？

　　首先患者需要完成相关的影像学检查，由专业医生进行评估。当确定可以进行放疗后，进行以下流程（图 3-20）：

- 患者进行放疗定位。
- 专业医生进行放疗靶区的勾画。
- 专业医生制订放疗计划。
- 患者开始放疗。

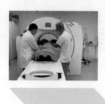
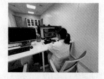

放疗定位　　靶区勾画　　制订计划　　开始放疗

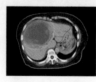
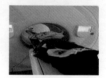

图 3-20　放疗流程

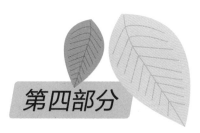

第四部分

营养管理

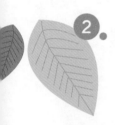

肝胆肿瘤患者营养管理的基础知识

1. 为什么要进行营养管理？

疾病与营养不良的发生往往互为因果，疾病可能导致营养素需求和消耗增加、摄入减少、吸收不良及利用下降，进而导致营养不良。营养不良可引起机体明显的代谢及生理变化，几乎会影响机体的全部器官功能，增加并发症发生率、死亡率、住院时间和治疗费用。各种急慢性疾病对营养状况的影响，以及营养不良导致的并发症不尽相同。

2. 肝胆肿瘤患者营养不良的原因有哪些？

肝癌患者营养不良的原因如下：

肝细胞受损　肝作为人体重要的物质代谢器官，参与许多复杂的生化过程，是大多数营养物质代谢的靶器官（图 4-1）。肝癌患者多合并慢性肝炎或肝硬化，肝细胞大量受损，机体糖、蛋白质、脂肪及激素等代谢受到影响，营养代谢平衡被打破，导致患者分解代谢强于合成代谢。

饮食减少　食欲减退、腹胀、腹泻等导致患者食物摄入量减少。巨大型肝癌生长压迫消化道可导致胃肠道机械性梗阻，胃排空延迟，消化吸收障碍，进而导致进食减少。除以上因素外，肿瘤患者长期卧床、缺乏锻炼、压抑、焦虑等心理因素加之癌痛等综合因素亦会影响食欲及进食习惯。

抗肿瘤治疗　手术、放疗及化疗引起的消化道溃疡、疼痛、恶心、呕吐等不良反应，均会影响肝癌患者营养的摄入和吸收。

因此，摄入能量及营养素减少而消耗增加，导致肝癌患者营养不良。

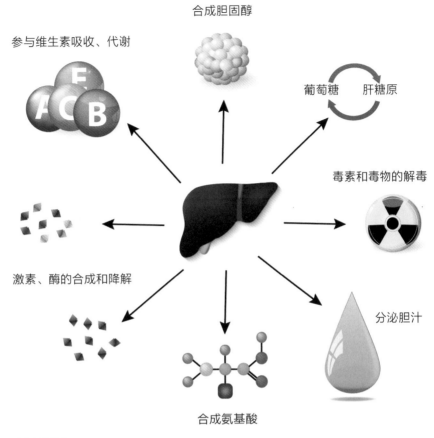

合成胆固醇

参与维生素吸收、代谢

葡萄糖　　肝糖原

毒素和毒物的解毒

激素、酶的合成和降解

分泌胆汁

合成氨基酸

图 4-1　肝的功能

胆道承担胆汁收集、浓缩并输送到肠道的重要功能，也是机体输送胆汁的唯一通路。胆道某部位一旦发生肿瘤，可导致胆汁引流不畅和梗阻性黄疸。胆道肿瘤患者的营养代谢状态主要受以下几个方面影响：

摄入减少　肠道内胆汁缺乏会抑制食欲和减慢胃排空，梗阻性黄疸还会导致肝功能异常，从而引起腹胀、食欲下降和进食减少。

吸收障碍　胆汁在脂类吸收中起重要作用，肠道内胆汁缺乏会影响脂类吸收，导致必需脂肪酸缺乏。

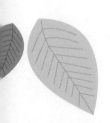

代谢异常 胆道肿瘤可通过各种机制引起糖类、氨基酸和脂肪代谢异常。

抗肿瘤治疗 包括外科手术、梗阻性黄疸引流、放疗和化疗等在内的抗肿瘤综合治疗手段会对患者的营养状态产生不良影响。

3. 肝胆肿瘤患者营养不良会产生哪些危害？

经调查肝胆肿瘤患者营养不良发生率可高达 74.36%，营养不良可导致并发症发生率、术后病死率、放化疗不良反应发生率升高，肿瘤对治疗的反应降低，术后恢复时间延长等多种严重后果，降低患者依从性，延长患者住院时间，缩短患者再入院时间，严重降低患者的生活质量和活动能力，缩短患者生存期。更严重的是，随着肿瘤负荷增加，肿瘤不断对机体造成负面影响，可出现一组以厌食和组织消耗为主要特征的进行性营养状况恶化综合征，通常称为癌性恶液质。相较于非消化系统肿瘤，以肝胆肿瘤为主的消化系统肿瘤对机体的影响更大，营养不良及癌性恶液质的发生率也更高。

4. 肝胆肿瘤患者为什么要进行营养补充？

肝胆肿瘤患者进行营养补充的目的如下：

- 提高患者对手术的耐受性，降低手术、放化疗并发症发生率。
- 提高机体免疫力，维持体力和促进伤口愈合。
- 维持体内营养物质储存，维持肌肉组织和器官功能。
- 有效降低患者术后营养不良情况的发生率。

- 降低危重患者的死亡率。
- 有益于提高患者生活质量和延长生存期。

5. **如何判断肝胆肿瘤患者是否需要营养支持?**

营养风险是指对患者治疗后结局(并发症、住院时间等)产生负面影响的风险。治疗前对患者进行营养风险筛查可以预见患者潜在的营养不良,决定治疗前是否需要营养支持,对于住院患者常用两种营养风险筛查方法:营养风险筛查量表 2002(nutritional risk screening 2002, NRS 2002)和患者主观整体评估量表(patient-generated subjective global assessment, PG-SGA)。NRS 2002 适用于住院患者,PG-SGA 适用于肿瘤患者。

患者在入院后 24 小时内进行营养风险筛查及营养状况评估。NRS 2002 评分方法和意义见表 4-1。总分≥3 分的患者存在营养风险,建议给予营养支持治疗,首选口服肠内营养支持。评分<3 分的患者无营养风险,需每周复查 1 次。

PG-SGA 由患者自我评估及医务人员评估两部分组成。患者自评表内容(A 评分)包括近期体重变化、进食情况、症状、活动和身体功能 4 个方面。PG-SGA 具体评分方法和意义见表 4-2。

肝切除术的成功与术后残肝功能恢复和再生密切相关,营养支持是肝大部分切除术后残肝再生的标准治疗措施之一。美国肠外肠内营养学会推荐需行肝部分切除术的肝硬化相关肝癌患者在围手术期进行营养支持。

表 4-1 NRS 2002 评分方法和意义

评分项目		分值	评估结果		
			第1次	第2次	第3次
营养状况	正常营养状况	0			
	3 个月内体重丢失大于 5%，或前 1 周食物摄入为正常食物需求的 50%～75%	1			
	2 个月内体重丢失大于 5%，或体重指数为 18.5～20.5 kg/m² 且全身情况受损，或前 1 周食物摄入为正常食物需求的 25%～50%	2			
	1 个月内体重丢失大于 5%（3 个月内大于 15%），或体重指数小于 18.5 kg/m² 且全身情况受损，或前 1 周食物摄入为正常食物需求的 0%～25%	3			
疾病严重程度	正常营养需求	0			
	髋骨骨折、慢性疾病有急性并发症、肝硬化、慢性阻塞性肺疾病、长期血液透析、糖尿病、恶性肿瘤	1			
	腹部大手术、卒中、重度肺炎、血液系统恶性肿瘤	2			
	头部损伤、骨髓移植、需重症监护［急性生理学及慢性健康状况评分（APACHE）>10］	3			
年龄	<70 岁	0			
	≥70 岁	1			
得　分					
筛查日期					
筛查医生签字					

表 4-2　PG-SGA 评分方法和意义

评分	意义
0~1	此时不需要干预措施，治疗期间保持常规随诊及评价
2~3	由营养师、护师或医生进行患者或患者家庭教育，并可根据患者存在的症状和实验室检查结果进行药物干预
4~8	由营养师进行干预，并可根据症状的严重程度，与医生和护师联合进行营养干预，同时按期行手术治疗
9	急需进行症状改善和（或）同时进行营养干预，术前应予 7~14 天营养支持

6. 肝胆肿瘤患者如何进行营养状况评估？

　　营养状况评估包括患者过去 1 周进食量评估和营养指标评估两个方面。营养状况评估的意义是评估营养支持效果，调整营养支持方案。若患者进食量和营养指标均达标，则可停止营养支持；若患者进食量或营养指标有任一项不达标，则需继续进行营养支持。

7. 进食量怎么评估？

　　调查过去 1 周平均每天摄入的所有食物及饮料的种类和数量。按照一定的时间顺序进行回忆，如早餐、中餐、晚餐，以及加餐。同时，记录每一餐所摄取食物的烹调方法，并以此为依据估算全天烹调油的摄入情况。根据表 4-3 估算每天进食量。

表 4-3　每天进食量评估

能量 / kcal	食物重量 / g								
	谷类	鱼禽虾肉	蛋类	奶类	豆制品 [a]	蔬菜	水果	植物油
1100	125	50	50	250	25	500	200	10
1200	140	50	50	250	25	500	200	15
1300	150	75	50	250	25	500	200	15
1400	175	75	50	250	25	500	200	20
1500	200	75	50	250	25	500	200	20
1600	200	90	50	250	25	500	200	25
1700	225	90	50	250	25	500	200	25

注：适用于成年轻、中等体力活动者；全天食盐使用量控制在 5 g 以内；1 kcal＝4.184 kJ。

[a] 以豆腐干计，其他豆制品按水分含量折算，25 g 豆制品＝50 g 豆腐干＝50 g 素什锦＝65 g 北豆腐＝120 g 南豆腐。

8. 营养指标怎么评估？

营养指标评估分为人体测量、实验室检查和人体成分分析三大类，三种方法各有干扰因素，同时使用，互相补充，提高营养状况评估准确度。

人体测量 患者营养状况评估中的重要组成部分，它是一种静态的营养评价方法，主要包括身高、体重、体重指数等指标的测定，从而客观反映机体情况。体重指数是营养评价中最常用的方法之一，以其作为了解营养状况的措施有许多优点，但也有局限性，因为此法灵敏度较低，在短时间内不能看出营养状态失调，也不能确定属于哪一种营养素缺乏。

体重指数（BMI）：是评价肥胖和消瘦的良好指标。BMI 的计算公式为：

$$BMI = 体重（kg）/ [身高（m）]^2$$

身高、体重测量要求空腹、免鞋、单衣。身高精度到 0.5 cm，体重精度到 0.2 kg，BMI 保留小数点后 1 位。当有腹腔积液、全身水肿、巨大肿瘤等情况时，BMI 不准确，应以其他评估指标为准。BMI 评价标准见表 4-4。

表 4-4 我国成人 BMI 判定标准

等级	BMI/(kg·m⁻²)	等级	BMI/(kg·m⁻²)
重度蛋白质 – 能量营养不良	<16.0	正常	18.5～23.9
中度蛋白质 – 能量营养不良	16.0～16.9	超重	≥ 24.0
轻度蛋白质 – 能量营养不良	17.0～18.4	肥胖	≥ 28.0

18 岁以下青少年 BMI 参考值为：

11～13 岁：$BMI < 15.0 \, kg/m^2$ 时存在蛋白质 – 能量营养不良，$<13.0 \, kg/m^2$ 为重度营养不良。

14～17 岁：$BMI < 16.5 \, kg/m^2$ 时存在蛋白质 – 能量营养不良，$<14.5 \, kg/m^2$ 为重度营养不良。

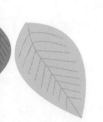

实验室检查 严重营养不良较易诊断，但对于较轻或亚临床营养不良，必须进行有关的实验室检查，才能得出正确结论。血清蛋白种类很多，其浓度不仅受合成和分解代谢的影响，而且受体液总量及分布影响。毛细血管通透性改变、血清蛋白的外部丢失及淋巴回流等因素，也可改变血清蛋白含量。目前较为常用的营养评估实验室检查指标包括白蛋白和前白蛋白。对于肝肿瘤患者而言，单以一次检测的白蛋白或前白蛋白判断患者营养状况没有意义，但营养支持过程中比较其变化，对于营养支持效果的评价是有意义的。

白蛋白通常是肝合成的主要蛋白质，体内含量较多，为4~5 g/kg体重，半衰期为20天左右。白蛋白是临床上评价蛋白质营养状况的常用指标之一，但由于患者常可能需要输注白蛋白且其半衰期较长，因此白蛋白作为营养评估指标易受到干扰且不灵敏。前白蛋白半衰期约为2天，在肝癌、肝硬化、慢性活动性肝炎、阻塞性黄疸患者中均显著降低，是早期肝功能损伤的指标。营养不良时，出现负氮平衡，血清前白蛋白降低，可作为营养不良的诊断和监测指标。但急性时相反应时，前白蛋白迅速降低，是一种负急性时相蛋白，需与C反应蛋白同时监测，以判断其变化原因。实验室检查指标评价标准见表4-5。

表4-5 实验室检查指标评价标准

指标	正常值	蛋白质营养不良		
		轻度	中度	重度
白蛋白 / (g·L^{-1})	35	31~34	26~30	<26
前白蛋白 / (mg·L^{-1})	200	160~199	120~159	<120

人体成分分析　基于生物电阻抗原理的人体成分分析，检测方便、快速，能够较准确测量患者体液、肌肉、脂肪等在营养支持过程中的变化。评价指标包括机体内细胞内液、细胞外液、蛋白质、脂肪及矿物质的含量是否正常。身体总水分分析、细胞内液和细胞外液比例等指标可用于发现肾病、高血压及心脏病等循环系统疾病、全身或局部水肿、营养不良患者有无存在水分不均衡现象。蛋白质大量存在于肌肉细胞内，蛋白质总量反映被检者的营养状态、机体发育和健康程度。骨总量即矿物质总量，是指骨骼的重量，其与体重做比较可测出骨质疏松，矿物质偏低者需做骨密度检查。脂肪总量可用于诊断肥胖症。主要参数意义如下：

- 脂肪百分比（percent of body fat, PBF）：脂肪重量与体重的百分比。正常范围：男性为15%~20%，女性为20%~30%。

- 瘦体重（lean body mass, LBM）：主要是水分、肌肉、蛋白质、骨骼矿物质和重要器官的重量，代表体重中非脂肪部分的重量，瘦体重 = 体重 – 体脂含量。

- 身体水分总含量（total body water, TBW）：由细胞内液及细胞外液组成，正常体内水分占体重的50%~70%。细胞内液和细胞外液比例为2∶1。肾病、高血压及心脏病等循环系统疾病、全身或局部水肿和营养不良患者都存在水分不均衡现象。

- 基础代谢率（basal metabolic rate, BMR）：每天维持基础代谢所需要的能量。

- 蛋白质：体内蛋白质的重量，蛋白质重量 = 肌肉重量 – 身体水分含量，占体重的14%~19%。

- 肌肉：肌肉重量 = 瘦体重 – 矿物质重量。肌肉重量为细胞内液、细胞外液及蛋白质重量之和，正常范围有个体差异。

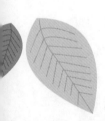

营养支持方式分为肠外营养(parenteral nutrition, PN)和肠内营养(enteral nutrition, EN)支持两种。肠外营养是指将机体所需的营养素按一定的比例和速度以静脉滴注方式直接输入体内。肠外营养作为全部营养供给来源称为全肠外营养(total parenteral nutrition, TPN),肠外营养作为部分营养供给来源称为补充性肠外营养(supplemental parenteral nutrition, SPN)。肠内营养是指经消化道给予较全面的营养素。营养支持方式选择的原则是:对于营养摄入不足的患者,优先考虑给予肠内营养。应根据不同营养支持方式的适应证和禁忌证,以及患者具体情况,选择最适宜的营养支持方式。

肝切除患者术后禁食时间短,一般术后 2~3 天可进食半流质,但无法早期达到目标量,术后第 10 天大多数患者经口摄入量可达到推荐摄入量的 60% 以上。营养支持是肝大部分切除术后残肝再生的标准治疗措施之一,肠内营养支持有利于维护肠道结构与功能的完整性,有助于防止肠道通透性增加和伴随的细菌移位。因此,对于术前存在营养风险患者,术前首选肠内营养,可保护肠黏膜,减少术后肠内营养并发症的发生率,有利于术后肠功能的恢复;对于术后进食量不足患者,推荐术后 12~24 小时开始进行肠内营养。肠内营养首选口服(ONS)的方式,口服肠内营养制剂无须置管,能够满足患者的生理心理需求,维持患者的吞咽功能,减少不能经口进食导致的抑郁情绪。口服含膳食纤维的肠内营养制剂能够维持肠黏膜屏障功能的完整性,减少肠道微生态紊乱导致的免疫功能障碍和肺部感染。当口服无法达到目标量的 60% 时,可选择管饲肠内营养的方式。当肠内营养支持能量无法达到目标量的 60% 超过 7 天时,可予以补充肠外营养支持。

10. 适宜的营养素摄入量是多少？

对于肝切除患者，推荐摄入量目标为能量 25~35 kcal/（kg·d），蛋白质 1.2~1.5 g/（kg·d）。其中，肥胖患者摄入量目标为能量 25 kcal/（kg·d），蛋白质 2~2.5 g/（kg·d）（肥胖患者摄入量中的体重是指理想体重）。

11. 如何选择适宜的肠内营养制剂？

肝病患者适用型肠内营养制剂的中链甘油三酯（MCT）和蛋白质含量高，适用于脂代谢障碍患者，改善营养的同时减少脂肪泻。高能量密度型肠内营养制剂适用于肝硬化腹水需限制液体量患者。MCT 的优点包括：不必与胆盐形成混合微胶粒即可吸收；不需胰脂酶分解即可吸收；肠道内脂解速度较快；小肠吸收面积缩小时也能吸收；直接经肠上皮细胞进入门静脉系统，无须通过淋巴循环，不加重乳糜漏；可促进长链甘油三酯（LCT）的吸收。

12. 肝胆肿瘤患者怎么进行饮食管理？

肝胆肿瘤的危险因素见图 4-2。肝胆肿瘤患者在饮食上可注意以下事项：

- 不吃被黄曲霉毒素污染的食物，因为黄曲霉毒素可导致肝癌。肝癌高发于温湿地带，尤其是食用玉米、花生较多的地区，存放不当的玉米、花生可能黄曲霉毒素含量超标。
- 不喝可能被污染的饮用水。饮用水中含有某些有机物，如苯并芘、蓝绿藻等可导致肝癌。
- 戒酒。酗酒在非病毒感染的肝癌患者中起重要作用，乙醇的代谢产物乙醛可引起肝细胞损伤，同时引起 DNA 损伤。

- 戒烟。吸烟是很多肿瘤的高危因素，包括肝癌。
- 远离其他危险因素，包括农药、加工肉类、微量元素缺乏等。

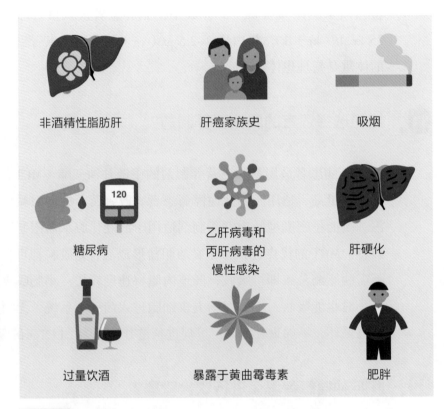

非酒精性脂肪肝　　　　肝癌家族史　　　　吸烟

糖尿病　　　乙肝病毒和丙肝病毒的慢性感染　　　肝硬化

过量饮酒　　　暴露于黄曲霉毒素　　　肥胖

图 4-2　肝癌的危险因素

⑬. 术后及化疗期间患者怎么进行饮食管理?

患者恢复半流质饮食后，宜进食易于消化的低脂食物，如肉松粥、汤面、藕粉、蛋花汤、肉末菜泡饭等，不宜进食排骨、大肉、豆芽、芹菜等不易消化的食物。1 个月后可根据自身情况逐渐恢复正常饮食。

术后半年，患者宜坚持少量多次的就餐习惯（每天进餐 5~6 次，每次 5~6 成饱），放慢进餐速度。避免进食油脂含量较高的食

专家谈肝胆肿瘤诊疗那些事

物，如大肉、鱼汤、排骨汤等，宜多进食水果、蔬菜等富含膳食纤维的食物。保持每天排便 1~2 次有利于退黄。

胆囊切除术后半年内患者进食含油脂食物可能出现腹泻，属正常现象，半年后会逐渐好转，但进食高油脂食物后仍可能出现腹泻。胆肠吻合患者进餐后静坐 10~20 分钟，避免立即躺下和走动，10~20 分钟后可适当走动，以防止出现反流不适。

14. 肝癌局部治疗患者怎么进行饮食管理？

对肝切除术后或无法手术切除的患者可予以放射治疗或靶向治疗，患者常出现腹泻、食欲低下等并发症，可予以蒙脱石散、益生菌制剂、复方谷氨酰胺肠溶胶囊。同时，可口服肠内营养制剂补充能量和蛋白质，也可以补充胰酶制剂增进食欲。

15. 怎么通过饮食提高免疫力？

能量摄入要充足　每天摄入谷类食物 200~300 g，包括全谷物和杂豆类 50~150 g，薯类 50~100 g。

保证充足蛋白质摄入　主要摄入优质蛋白质类食物，如鱼、虾、蛋、瘦肉、大豆等（每天 150~200 g），尽量保证每天 1 个鸡蛋，每天 300~500 g 的奶及奶制品（酸奶能提供肠道益生菌，不易胀气）。

控制油脂类摄入　每天推荐摄入 25~30 g 食用油，特别是含单不饱和脂肪酸的植物油，如橄榄油、亚麻籽油。

多吃新鲜蔬菜和水果　蔬菜每天摄入 500 g 以上，水果每天摄入 200~350 g，多选深色蔬果。

少食刺激性食物　坚决杜绝食用野生动物，少吃辛辣刺激性食物。

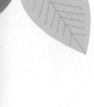

肝胆肿瘤患者生理代谢特点及营养支持方式

1. **肝胆肿瘤患者围手术期生理代谢特点是什么样的?**

　　肝是人体的代谢中心,与营养物质的消化、合成、代谢密切相关。肝功能损害时,上述功能会受到影响。营养不良会损害肝代谢功能,导致严重的脂肪肝;儿童严重营养不良会导致脂肪肝,通常在重新喂养后完全可以逆转。肝胆系统是人体最大的代谢和外分泌器官,围手术期营养治疗的方法、途径、制剂均有其特殊性。肝切除术等复杂肝胆外科手术导致的缺血再灌注损伤、失血、肝组织丢失可产生严重的应激反应,表现为全身炎症反应综合征(systemic inflammatory response syndrome, SIRS),大量能量和蛋白质消耗,严重低蛋白血症和代谢紊乱。如果不及时纠正,将引发全身多器官功能障碍(multiple organ dysfunction syndrome, MODS)。肝胆外科围手术期营养支持具有减少术后并发症、促进患者康复的积极作用。

2. **肝胆肿瘤合并肝硬化、门静脉高压患者病理生理变化和代谢特点是什么样的?**

　　临床上肝硬化患者往往合并营养不良,代谢障碍是最主要的病理因素。合并门静脉高压,特别是接受过脾切除、门奇静脉断流术的患者,食管下段组织血管游离结扎,迷走神经切断,使食管主动蠕动功能丧失,易出现局部性食物潴留,患者有进食哽咽感。上述因素会进一步加重营养不良。

　　葡萄糖代谢特点　肝硬化时,肝摄取和处理葡萄糖的能力降低,葡萄糖的氧化率和储存率下降,肝糖原储存减少,糖异生超过正常人的2倍,临床多见高糖血症和葡萄糖耐量异常。进展为肝硬化失代偿后，肝糖原储备耗竭，肝对胰岛素灭活降低，加之肝功能下降时，肝的糖异生能力下降，患者易出现低血糖。另外，由于肝功能下降，肝细胞对葡萄糖的摄取和处理能力降低，肝对抗胰岛素激素（包括胰高血糖素及生长激素）的灭活作用减弱，加之胰岛素受体异常，患者易出现胰岛素抵抗，病情严重者可发生肝源性糖尿病。肝硬化患者存在糖代谢异常，经静脉补充过量的糖会引起血糖升高，加重器官损害。因此，建议每天葡萄糖供给量应少于 200 g，适当加用外源性胰岛素，糖：胰岛素 ＝（4~6）g：1 U。建议肝硬化患者夜间加餐，增加营养摄入。

脂肪代谢特点　由于患者肝合成能力下降，肝硬化患者多存在不同程度的脂代谢异常，主要表现为血清总胆固醇、甘油三酯、高密度脂蛋白胆固醇和低密度脂蛋白胆固醇水平下降，载脂蛋白含量降低，并且与疾病的严重程度呈正相关。

蛋白质代谢特点　肝硬化患者处于高分解代谢状态，饮食中需要比正常人添加更多的蛋白质。对于肝功能处于代偿期的患者，可以耐受正常甚至更高的蛋白质摄入，不会产生肝性脑病。对于少数不能耐受蛋白质从胃肠道摄入的肝硬化患者，如肝性脑病患者，可以考虑以支链氨基酸作为氮源，或者补充植物蛋白，减轻肝负担，抵抗蛋白质分解代谢，刺激肝细胞再生，这对肝性脑病也有一定的治疗作用。肝硬化患者每天应至少吃 5 顿饭，以缩短饥饿时间，建议晚间吃些零食以改善体内总蛋白水平。

维生素代谢特点　肝硬化患者可能缺乏水溶性维生素（尤其是维生素 B_1）和脂溶性维生素（如维生素 D），肝硬化患者需补充适量的维生素 K 来改善凝血功能，但严重肝功能不全患者补充维生素 K 会加重肝负担。

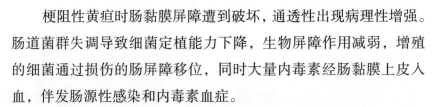

3. **肝胆肿瘤合并肝硬化、门静脉高压患者肠内营养支持途径如何选择？**

　　肝胆肿瘤合并肝硬化、门静脉高压患者常伴有食管胃底静脉曲张，不宜行盲法放置鼻胃管或鼻空肠管，否则可能导致出血，宜选择口服肠内营养制剂，或者胃镜下放置鼻胃管或鼻空肠管，或者选择空肠造瘘管饲的方式。

4. **肝胆肿瘤合并梗阻性黄疸、胆管炎患者病理生理变化和代谢特点对营养状态有什么影响？**

　　梗阻性黄疸时肠黏膜屏障遭到破坏，通透性出现病理性增强。肠道菌群失调导致细菌定植能力下降，生物屏障作用减弱，增殖的细菌通过损伤的肠屏障移位，同时大量内毒素经肠黏膜上皮入血，伴发肠源性感染和内毒素血症。

　　梗阻性黄疸或胆管炎患者均存在不同程度的营养不良，能量供应不足，营养要素缺乏（如必需脂肪酸、脂溶性维生素、钙、磷等）。胰岛素反应降低，糖耐量下降，易发生血糖波动。同时，蛋白质分解增加，机体氮丢失，血清氨基酸谱异常，大多数患者呈负氮平衡。

5. **肝胆肿瘤合并梗阻性黄疸、胆管炎患者营养支持方式如何选择？**

　　对于肝胆肿瘤合并梗阻性黄疸、胆管炎患者，首选肠内营养。为最大程度地发挥肠内营养的优势，建议当存在胆汁外引流时，行胆汁回输，因胆汁内含有抗菌作用的免疫球蛋白 A、抑制细菌生长的胆汁酸、抗氧化反应的胆红素及保护肠黏膜的黏液。失去这些物质，会导致肠道黏膜炎症、肠黏膜通透性增强、肠道菌群失调，继而引起肠道细菌移位。胆汁回输可避免上述病理生理状态，并促进消化吸收、防止水和电解质丢失。胆汁回输同时联合空肠置管管饲肠内营养治疗，营养支持同时减少胆汁分泌，缓解胆管炎，以及腹胀、腹痛症状。

肠内营养支持途径首选口服，但不建议口服胆汁，否则容易导致碱性胆汁对胃黏膜损害。因各种原因口服不耐受或无法达到目标量时，应考虑经鼻肠管或造瘘管行肠内营养支持。

肝胆肿瘤患者常见的营养误区

1. 营养补充会加速肿瘤生长吗？

尽管恶性肿瘤的发病机制尚未完全阐明，但越来越多的国内外研究表明恶性肿瘤是一种代谢相关性疾病。理想的营养补充除了为患者提供能量及营养素，还会纠正或干扰肿瘤代谢，抑制肿瘤生长，发挥营养代谢调节治疗作用。没有证据证实营养补充会加速肿瘤生长，理想的营养补充能够改善患者放化疗的耐受性，减少并发症，甚至延长生存时间。

2. 汤有营养吗？

汤是多种食材共同熬制而成的。食材中的营养成分在长时间的微沸状态下产生变化，比如脂肪和蛋白质，会分解出酮、醛和氨基酸，它们溶散在水中，产生诱人的香味与鲜味。但并不是食材中的营养成分都能完全溶解于汤中，比如蛋白质。瘦肉类食材中蛋白质的含量为15%~20%，而汤里的蛋白质及其分解产物含量不会超过2%。与清淡的汤汁相比，肥美的汤汁富含脂肪微粒。

汤在营养上最大的好处是将部分营养素溶解于水中，使患者更易消化，同时能够补充水分。肉汤、鸡汤确实含有不少可溶性营养素，而鱼汤脂肪含量太高，营养价值不大。

3. 什么是营养粉？什么是蛋白粉？有什么区别？

肠内营养粉包括药品和特殊医学用途配方食品，其组分为氨基酸、脂肪、碳水化合物、矿物质、维生素和微量元素。蛋白粉则是高蛋白营养素，主要成分是蛋白质。

两者的区别是肠内营养粉主要用于肠内营养支持，适用于代谢障碍或胃肠道功能障碍患者；而蛋白粉主要用于短期内补充蛋白质，提高人体免疫力，促进肌肉生长等。乳清蛋白粉改善营养支持效果比植物蛋白粉更好，尤其对于肥胖的肝病患者，乳清蛋白粉有利于减轻体重，但肝性脑病患者更适用植物蛋白粉。

4. 冬虫夏草、灵芝孢子粉能否代替营养治疗？

营养支持是指经口、肠道或肠外途径为患者提供全面、充足的营养素，以达到预防或纠正营养不足的目的，增强患者对创伤的耐受力，促进患者康复。冬虫夏草为生长在高原地区的滋补佳品，可以补肺益肾、增强免疫力、抗疲劳、抗衰老、止咳平喘、抗肿瘤。灵芝孢子粉含有灵芝的全部遗传活性物质，含有丰富的营养成分，在抑制肿瘤、增强免疫力方面也有很大的作用。两者都属于药食兼用的保健品，有营养价值，但不属于营养治疗的范畴。

5. 食物和水果可以替代维生素吗？

维生素是人体不能合成或合成量甚少，不能满足机体的需要，必须由食物供给，以维持正常生命活动的一类低分子量有机化合物，在调节人体物质代谢、生长发育和维持正常生理功能等方面发挥着极其重要的作用。正常人在一般情况下，消化吸收功能正常，通过合理的饮食结构来补充人体所需的维生素。因疾病机体吸收障碍，出现维生素缺乏症时，除了完善饮食结构，治疗病因，还应服用药物，在这种情况下食物和水果不可替代维生素。

6. 有的患者口服肠内营养制剂会腹泻，如何改善？

腹泻是指一天排便超过 3 次。乳糖不耐受引起的腹泻可以换不含乳糖配方的肠内营养制剂，脂肪泻可以口服胰酶制剂，也可以更换更易吸收的含乳清蛋白的肠内营养制剂，或短肽型肠内营养制剂。膳食纤维对于腹泻有双向调节作用，腹泻患者可以尝试口服富含膳食纤维的肠内营养制剂，也可以补充益生菌。如果仍然腹泻，可以在进食营养粉前进食馒头，或将营养粉加入稀饭中食用。

7. 什么是优质蛋白？什么是高蛋白饮食？

牛奶蛋白、鸡蛋蛋白、大豆蛋白等均为优质蛋白，鸡蛋、鱼虾、鸡鸭均为高蛋白饮食，适当摄入有助于减脂、增肌，增强免疫力。但蛋白质不能无限制摄入，长期每天蛋白质摄入超过 2 g/kg 可能导致肾功能损伤。

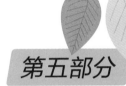

第五部分

新技术与临床试验

南京大学医学院附属鼓楼医院肿瘤中心在提高肝胆肿瘤患者治疗有效率方面做了大量的努力，探索了一系列新技术，开展了多项切实提高患者疗效的临床试验。这其中包括免疫性放疗联合脂质体药物整合技术（CAP项目），免疫性放疗联合原位疫苗注射技术，免疫性放疗联合新抗原反应性T细胞治疗，靶向治疗联合免疫治疗，介入治疗联合靶向免疫治疗再手术转化技术，精准放疗联合靶向免疫治疗再手术转化技术等。现将典型病例分享如下：

病例1：胆囊癌免疫性放疗联合脂质体药物治疗获益病例

患者，女性，59岁。胆囊癌（Ⅳ期），病理提示小细胞癌及中分化腺癌。一线治疗行依托泊苷+顺铂化疗，疾病进展后于2021年10月29日起在笔者中心行肝病灶精准免疫性放疗+伊立替康脂质体+程序性死亡受体-1（PD-1）单抗治疗，其间隔日口服阿帕替尼。治疗过程顺利，无特殊不适。治疗后肿瘤接近完全缓解（图5-1）。

治疗前   治疗后

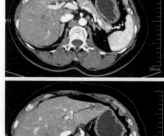
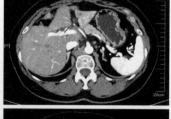
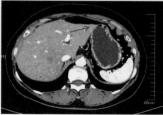

图 5-1 CT 示治疗前后病灶的变化

注：红色箭头所示为病灶。

病例 2: 肝细胞癌免疫性放疗联合新抗原反应性 T 细胞治疗获益病例

患者，男性，75 岁。既往乙肝病史，肝细胞癌术后复发（肝内多发转移）。一线治疗行肝动脉化疗栓塞术（TACE）3 次，疾病进展后于 2017 年 3 月在笔者中心行肝病灶螺旋断层（TOMO）精准放疗 + 新抗原反应性 T 细胞免疫治疗，综合疗效为部分缓解，疾病得到有效控制；2018 年 5 月复查提示肝左外叶新发病灶，2018 年 6 月在笔者中心行抗血管生成药物靶向治疗 + PD-1 单抗治疗，肿瘤完全缓解（图 5-2）。

肝右前叶病灶

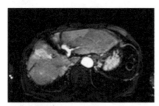 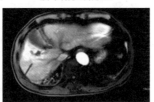 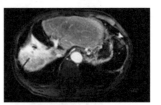

| 2017 年 2 月 27 日 | 2017 年 8 月 23 日 | 2018 年 11 月 26 日 |

肝门病灶

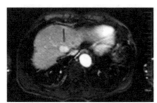 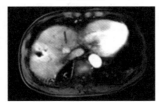 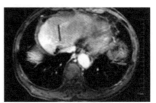

| 2017 年 2 月 27 日 | 2017 年 8 月 23 日 | 2018 年 11 月 26 日 |

肝左外叶新发病灶

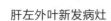

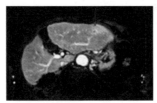 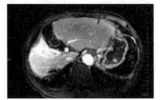

2018 年 5 月 21 日 　　　　 2018 年 11 月 26 日

图 5-2　磁共振成像（MRI）示治疗前后病灶的变化

注：红色箭头所示为病灶。

病例 3：肝内胆管癌新抗原纳米疫苗治疗获益病例

　　患者，女性，57 岁。肝内胆管癌术后复发转移，病理提示肝内胆管细胞癌中分化。2015 年 7 月 28 日行手术治疗后定期复查，肿瘤复发后患者拒绝化疗，于 2019 年 7 月 10 日一线治疗行靶向治疗联合 PD-1 单抗治疗。疾病再次进展后于 2020 年 5 月 18 日在原有方案基础上联合新抗原纳米疫苗治疗，过程顺利，无特殊不适，6 个周期复查提示病灶较前明显缩小（图 5-3）。

治疗前　　　　　　　　　　　　　　　　治疗后

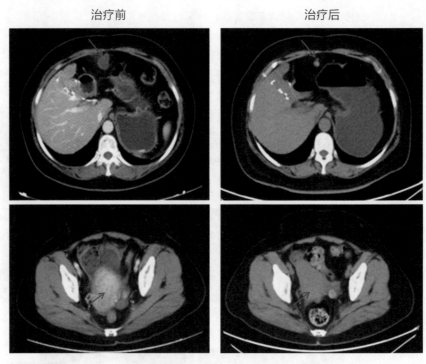

图 5-3　CT 示治疗前后病灶的变化

注：红色箭头所示为病灶。

病例 4：胆道肿瘤免疫性放疗联合原位疫苗治疗获益病例

患者，女性，68岁。因眼黄、尿黄、纳差伴乏力1个月就诊于外院。外院行上腹部磁共振成像（MRI）示肝内巨块型肝癌侵犯肝门伴高位胆道梗阻，肝内数个播散灶及小囊肿。B超示胆囊隆起样病变，部分伴结石样强光斑，肝、胆囊周围多发高回声团。肿瘤指标：糖类抗原199（CA199）771.5 U/mL，糖类抗原125（CA125）58.7 U/mL。肝功能指标：丙氨酸氨基转移酶（ALT）233 U/L，天门冬氨酸氨基转移酶（AST）157 U/L，2022年6月17日外院行经皮经肝胆道引流（PTCD）。

2022年7月7日就诊于笔者中心，在B超引导下行肝穿刺活检，病理提示小细胞型恶性肿瘤，结合免疫组化结果考虑为小细胞性神经内分泌癌。免疫组化：CK（+），CK19（++），Ki-67（80%+），CgA（+），CD56（++），AFP（－），Syn（+++），S-100（－），Hept1（－），CD45（－），CD34（－），Arg1（－）。考虑患者为胆道小细胞性神经内分泌癌，行2个周期化疗联合PD-1抗体治疗后，肿瘤评估为稳定。

为进一步提高疗效，2022年9月2日在笔者中心行肝病灶精准免疫性放疗，同步B超引导下肝病灶注射原位疫苗，配合小剂量环磷酰胺口服，继续PD-1抗体治疗。在该综合治疗下，2022年11月11日复查影像，肝内病灶明显缩小（图5-4），由原来13 cm缩小到4 cm，且肿瘤指标显著下降（图5-5），接近正常。

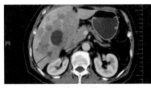 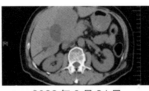 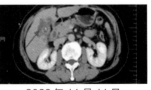

| 2022年7月5日 | 2022年8月24日 | 2022年11月11日 |

图 5-4 CT示治疗前后病灶的变化

注：红色箭头所示为病灶。

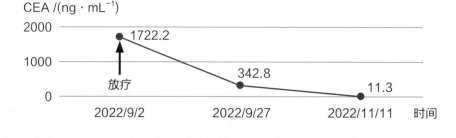

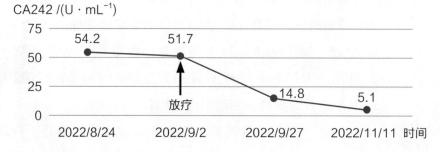

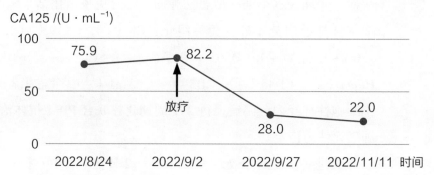

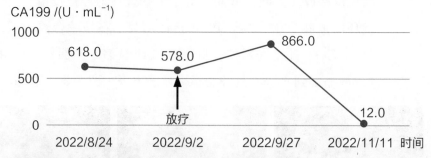

图 5-5 治疗前后肿瘤指标的变化

注：癌胚抗原（CEA）参考值为 0~10.0 ng/mL，糖类抗原 242（CA242）
参考值为 0~10.0 U/mL，糖类抗原 125（CA125）参考值为 0~30.2 U/mL，
糖类抗原 199（CA199）参考值为 0~27.0 U/mL。

病例 5：肝门部胆管癌精准放疗联合靶向免疫治疗再手术转化获益病例

患者，男性，68 岁。因上腹部不适 3 个月，眼黄、尿黄 1 个月入住笔者中心。查 CT：肝内胆管扩张，梗阻在肝门部及胆总管上段。腹部 MRI：肝门部占位伴肝内胆管扩张，考虑肝门部胆管癌；伴周围淋巴结肿大。为达到减黄效果，先行内镜逆行胰胆管造影（ERCP），沿左肝内胆管置入支架一枚，右后肝管置入鼻胆管一根。胆道刷片：查见癌细胞。故诊断患者为肝门部胆管癌 T3N1M0。经院内多学科协作（MDT）讨论，手术根治需行肝右三区切除，剩余肝体积不足，建议先行综合治疗缩瘤。

患者于 2020 年 7 月 14 行门静脉栓塞术（PVE），并接受 3 个周期靶向治疗联合免疫治疗，区域淋巴结精准放疗，30 Gy × 10 f（图 5-6）。治疗后影像学评估，肿瘤明显缩小，且手术转化成功。术后病理：胆管腺上皮高度上皮内瘤变伴癌变，符合腺癌，中分化，病变最大径 0.2 cm；癌组织累及黏膜固有层，胆管周围见多灶性黏液湖形成，其内未见明确腺癌成分，符合新辅助治疗后显著治疗反应，肿瘤退缩分级为美国病理学家学会（CAP）分级 1 级；微血管癌栓（MVI）0 级。肝周围情况：肝组织示少量慢性炎症细胞浸润，其他未见累及。手术病理分期：Ⅰ 期（ypT1，N0，cM0）。随访至今，仍旧无瘤生存。

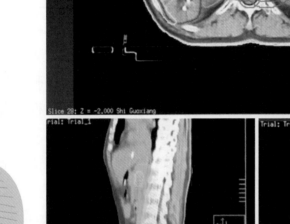
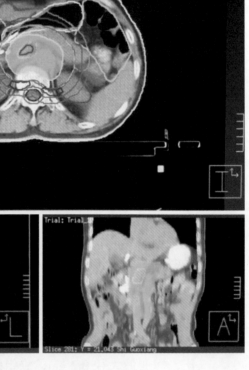

图 5-6 CT 示放疗靶区

注：彩色勾画的区域为放疗的病灶。

病例 6：肝细胞癌介入治疗联合靶向免疫治疗再手术转化获益病例

　　患者，男性，41 岁。2022 年 4 月 26 日因上腹痛不适 14 小时至当地医院就诊。完善上腹部 CT 示肝右叶多发低密度影，肝内外胆管扩张。MRI 提示肝右叶占位，考虑肝细胞癌伴门静脉右支栓子形成。入笔者中心后行肝穿刺活检，送检肝组织内见异型细胞，结合免疫组化考虑为肝细胞癌。免疫组化：GPC3（+++），CK19（++），Ki-67（约 10%+），AFP（++），TTF-1（−），NapsinA（−），PD-L1（SP142）（肿瘤细胞 10%+，间质细胞 5%+）。

经院内 MDT 讨论，手术根治需行右半肝切除及门静脉右支癌栓剥离，目前肝功能储备不足，且考虑患者有门静脉癌栓，建议先行免疫及靶向治疗联合介入治疗。2022 年 5 月 6 日起患者在笔者中心行肝动脉化疗栓塞术（TACE）联合靶向免疫综合治疗（图 5-7）。2 个周期后复查肿瘤明显退缩，故于 2022 年 7 月 6 日行右半肝切除术 + 胆囊切除术 + 门静脉右支取栓术。术后病理：肝细胞癌伴治疗后反应，伴有广泛出血及退行性变（约占 100%）。肿瘤大小：6 cm × 5 cm × 3.5 cm。切缘情况：标本肝断端切缘未见癌组织残留，距肿瘤约 0.2 cm。门静脉癌栓送检组织内见大量退变坏死组织及增生的纤维肉芽组织，伴炎症细胞浸润及组织细胞反应，未见明确肿瘤组织。美国癌症联合委员会（AJCC）第 8 版肝细胞癌病理分期：ⅢB（T4，N0，M0）。随访至今，仍旧无瘤生存。

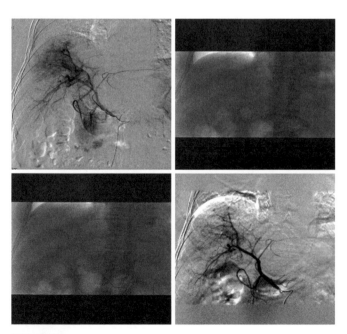

图 5-7　介入治疗术中的影像图

注：黑色血管为肿瘤的供血动脉，通过造影明确肿瘤的供血动脉，对肿瘤进行栓塞和灌注化疗。

病例 7：肝内胆管癌精准放疗联合靶向免疫治疗获益病例

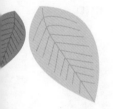

患者，男性，62岁。2019年5月24日因上腹部不适完善检查，发现肝左叶占位伴肝左叶胆管扩张，门静脉左支局部受侵可能。笔者中心行腹腔镜探查，左肝病灶突出肝包膜，右肝包膜、胃周网膜上见散在白色结节，大的直径约1cm，1枚肝包膜结节、2枚网膜结节送快速病理活检。病理结果回报：网膜结节纤维脂肪组织内见异型细胞浸润，倾向为腺癌，考虑腹腔转移。术中诊断：肝内胆管癌（左半肝，肿块型，合并区域淋巴结转移、腹腔转移）。术后病理：网膜结节送检，纤维脂肪组织内见癌累及。

因患者个人原因不考虑化疗，故2019年6月19日起笔者中心行靶向治疗联合PD-1抗体治疗。2019年9月复查CT提示病灶缩小，肿瘤指标持续下降。后续靶向治疗联合PD-1抗体维持治疗，肿瘤指标继续稳步下降（图5-8）。

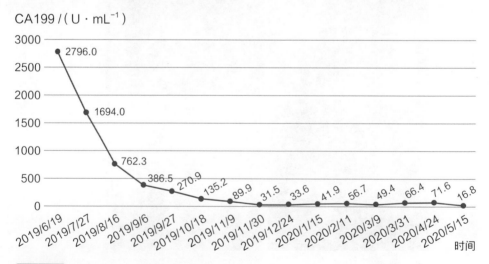

图 5-8 治疗前后肿瘤指标的变化

注：糖类抗原199（CA199）参考值为0~27.0 U/mL。

2019 年 11 月 30 日复查肿瘤进一步退缩，肿瘤指标仍下降。MDT 讨论有转化手术指征，患者和家属充分考虑后选择药物维持。

2020 年 3 月 31 日因肿瘤指标轻度反弹，左肝出现新病灶，笔者中心行肝内病灶联合腹腔病灶 TOMO 放疗（5 Gy × 10 f，3 Gy × 10 f）。放疗后继续药物维持。目前肿瘤指标持续正常，一般情况良好，生活自理，生命和生活质量都得到保障。

病例 8：腹腔转移性肝细胞癌靶向免疫治疗临床研究获益病例

患者，男性，68 岁。体检发现腹腔多发肿块。影像学检查提示胃底周围及肝胃间隙多发类圆形软组织密度影，较大者约 5.7 cm × 7.2 cm，增强见轻度不均匀强化。腹腔占位穿刺病理检查考虑肝细胞癌。诊断为肝细胞癌伴腹腔多发转移。入组笔者中心临床研究，接受抗血管生成药物靶向治疗联合 PD-1 抗体，4 个月后肿瘤较前显著退缩（图 5-9），后成功手术转化治疗。

治疗前　　　　　　　　　　治疗后

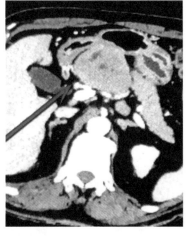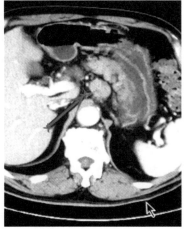

图 5-9　CT 示治疗前后病灶的变化

注：红色箭头所示为病灶。

病例 9：肺转移性肝细胞癌靶向免疫治疗临床研究获益病例

患者，女性，47 岁。因上腹部疼痛伴皮肤、巩膜黄染，2018年 7 月 12 日行 PTCD 减黄术，2018 年 7 月 25 日行肝左叶肿瘤切除术 + 胆囊切除术 + 胆道探查取栓 + 胆道引流术。术后病理示（肝左叶）肝细胞癌，巨梁块型，Edmondson 分级 Ⅲ 级，微血管癌栓（MVI）M2 级，胆管癌栓；小结节型肝硬化；慢性胆囊炎。后续出现多发肺转移就诊于笔者中心。诊断为肝细胞癌术后复发转移（肺）。入组笔者中心临床研究，接受抗血管生成药物靶向治疗联合 PD-1 抗体，半年后肺内病灶完全消失（图 5-10）。

治疗前　　　　　治疗后

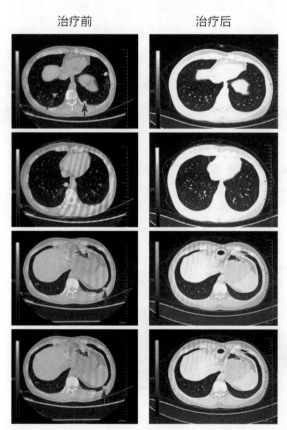

图 5-10 CT 示治疗前后病灶的变化

注：红色箭头所示为病灶。

病例 10：肝细胞癌伴门静脉癌栓多线多方法综合治疗获益病例

患者，男性，67 岁。2018 年 5 月 2 日突发上腹部疼痛，CT 示肝右叶巨大占位伴肝周积液（血）、肝硬化，考虑为肝癌破裂出血、低血容量性休克，查甲胎蛋白（AFP）>5000 ng/mL，予扩容处理并急诊行肝动脉化疗栓塞术（TACE）后止血。

2018 年 6 月 8 日、2018 年 8 月 10 日两次行 TACE，2018 年 7 月 16 日起开始口服索拉非尼治疗，2018 年 10 月 15 日胸部 CT 示肺部转移灶较前增大，肝病灶较前略有缩小，疗效评价为疾病进展。

2018 年 11 月 12 日起行 PD-1 抗体治疗 4 次，联合瑞戈非尼治疗，并于笔者中心完成门静脉癌栓放疗，累计剂量为 45 Gy（5 Gy×9 f）。2 个周期后复查 CT，病灶较前缩小，疗效评价为部分缓解。

2019 年 2 月 20 日行第 5 次 PD-1 单抗治疗，过程顺利。5 个周期后疗效评价为疾病稳定。

2019 年 4 月 20 日因肺内病灶进展，AFP 回升，换用仑伐替尼，同时至 2019 年 11 月 5 日期间行第 6~15 次 PD-1 单抗治疗，过程顺利。在此期间出现血尿及腹痛，考虑腹腔转移灶所致，予对症支持治疗后好转。

2019 年 11 月 11 日起因肺内病灶明显增大，于笔者中心行肺部放疗，后继续仑伐替尼联合 PD-1 抗体维持。AFP 短暂下降后又明显回升。

2020 年 3 月 26 日行 CT 引导下肺穿刺活检，过程顺利，并完成基因检测，后续在仑伐替尼联合 PD-1 抗体的基础上联合肿瘤特异性新抗原疫苗治疗。

2020 年 5 月 15 日起至今在笔者中心行抗肿瘤疫苗注射 8 次。

2020 年 8 月 21 日行胸腹部 CT 检查，评估肺内多发转移灶较前明显缓解（图 5-11）。

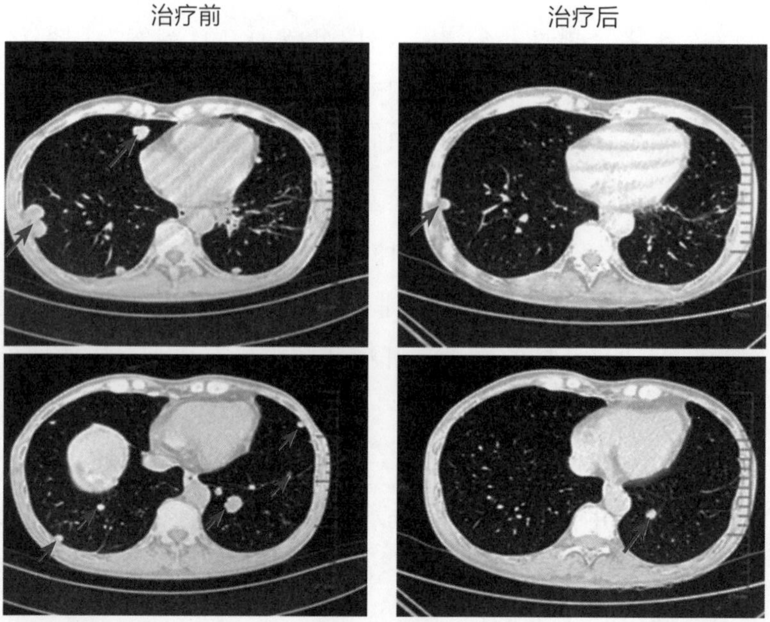

治疗前 治疗后

图 5-11 CT 示治疗前后病灶的变化

注：红色箭头所示为病灶。

参考文献

[1] 中华医学会外科学分会肝脏外科学组. 肝脏解剖和肝切除手术命名以及肝血流阻断方法与选择原则[J]. 中华外科杂志, 2010, 3(5): 196–200.

[2] 中国抗癌协会肝癌专业委员会. 肝切除术围手术期过度炎症反应调控的多学科专家共识 (2014 版) [J]. 中华消化外科杂志, 2014, 13(10): 751–755.

[3] 中华医学会感染病学分会, 肝脏炎症及其防治专家共识专家委员会. 肝脏炎症及其防治专家共识[J]. 中华临床感染病杂志, 2014, 7(1): 4–12.

[4] 中国研究型医院学会肝胆胰外科专业委员会. 肝胆胰外科术后加速康复专家共识 (2015 版)[J]. 中华消化外科杂志, 2016, 15(1): 1–6.

[5] 中华医学会外科学分会. 外科病人围手术期液体治疗专家共识(2015)[J]. 中国实用外科杂志, 2015, 35(9): 960–966.

[6] YAO H, BIAN X J, MAO L, et al. Preoperative enteral nutritional support in patients undergoing hepatectomy for hepatocellular carcinoma: a strengthening the reporting of observational studies in epidemiology article[J]. Medicine (Baltimore), 2015, 94(46): e2006.

[7] 毛一雷. 肝脏切除手术的肝功能保护[J]. 中华医学杂志, 2012, 92(45): 3185–3186.

[8] 訾雪剑, 卞晓洁, 仇毓东, 等. NRS 2002在肝细胞癌患者术前营养评估中的应用价值[J]. 肝胆外科杂志, 2014, 22(6): 410–414.

[9] 中国抗癌协会. 肝门部胆管癌规范化诊治专家共识(2015)[J]. 中华肝胆外科杂志, 2015, 21(8): 505–511.

[10] BISCHOFF S C, BERNAL W, DASARATHY S, et al. ESPEN practical guideline: clinical nutrition in liver disease [J]. Clinical Nutrition, 2020, 39(12): 3533–3562.

[11] 翁敏, 代正燕, 王昆华. 肝癌患者不同疾病状态时的营养治疗[J]. 肿瘤代谢与营养电子杂志, 2022, 9(1): 1–6.

[12] 中国抗癌协会肿瘤营养专业委员会, 中华医学会肠外肠内营养学分会. 胆道肿瘤患者的营养治疗共识[J]. 临床肝胆病杂志, 2021, 37(9): 2058–2061.

[13] 易佳盛, 张吉翔, 王静, 等. 肝癌患者营养不良的原因及其营养治疗[J]. 肿瘤代谢与营养电子杂志, 2015, 2(3): 73–76.